FOOD FIGHTING

Ingrid Lemmer
Marie Buttitta

FOOD FIGHTING

Comment gagner
le combat et faire la paix avec
la nourriture émotionnelle

FIRST
ÉDITIONS

ISBN : 978-2-412-07390-2
Dépôt légal : octobre 2021
Imprimé en France par Normandie Roto Impression s.a.s. (2104994)

Correction : Isaline Picard – Plume de book et la machine à mots
Mise en pages : Stéphane Angot

Éditions First, un département d'Édi8
92, avenue de France
75013 Paris
France
Tél : 01 44 16 09 00
Fax : 01 44 16 09 01
E-mail : firstinfo@efirst.com
Site Internet : www.editionsfirst.fr

À propos des auteures

Ingrid Lemmer

J'ai 30 ans et je suis une ancienne ingénieure reconvertie en professeure de yoga. Mon rapport à l'alimentation a été très compliqué dès l'enfance et est devenu ce que j'appelle « foodfighting » à mon adolescence. Par la pratique de la méditation pleine conscience et de l'écriture intuitive, j'ai entrepris mes premiers pas sur le chemin de la paix avec la nourriture. J'ai alors commencé un long voyage, appris à reconnaître mes émotions, mes pensées, à accepter petit à petit mon corps. J'ai voulu partager cette transformation dans le podcast *Faim de liberté*, puis dans ce livre !

Marie Buttitta

Je suis docteure en psychologie et spécialisée dans le comportement alimentaire. Ingrid a fait appel à moi lorsqu'elle a voulu partager son expérience à travers un podcast, puis dans l'écriture de ce livre.

Ensemble, nous avons cherché à comprendre les étapes par lesquelles elle est passée en mettant son vécu en lien avec les connaissances des psychologues sur le comportement alimentaire. Si son témoignage est unique, son combat vous parlera certainement : il reflète le quotidien de beaucoup de personnes qui vivent une relation conflictuelle avec la nourriture.

Notre collaboration est née de son souhait de mieux comprendre ce qu'elle a traversé et de le transmettre le plus fidèlement possible en s'appuyant sur les connaissances actuelles dans ce domaine.

Sommaire

Introduction : Pourquoi ce livre

Partie 1 : Apprivoiser sa faim et ses sensations

Partie 3 : Accepter son corps

Introduction

Pourquoi ce livre

J'ai pratiqué l'alimentation émotionnelle depuis mon enfance. Ma démarche de libération a été l'une des meilleures choses qui me soient arrivées. Elle n'a été ni facile, ni rapide. J'ai dû sortir de **ma zone de confort**, et surtout, de **mon mental et des histoires** que je me racontais pour continuer à manger sans faim.

J'ai appris à écouter mes sensations, mes émotions, mon corps. Petit à petit, et encore aujourd'hui, j'apprends à m'accepter et à m'aimer, dans une société où la minceur est vénérée. Cette démarche a été transformatrice pour moi et il me tenait à cœur de partager mon expérience. J'ai commencé par en parler sur mon blog, puis j'ai lancé le podcast *Faim de liberté*, j'ai échangé avec des femmes et hommes dans la même situation que moi, et j'ai compris que j'avais bien plus à dire sur le sujet que les vingt petites minutes d'un épisode de podcast.

Dans mon parcours, j'ai commencé par la pratique avant de découvrir la théorie. J'enseigne la méditation pleine conscience et plutôt que d'expliquer les bienfaits de la méditation pendant des heures, je préfère proposer de l'expérimenter. Il en est de même avec l'alimentation consciente, et plus généralement avec la démarche que je propose ici. Expérimentez, testez, tentez. Certains exercices vous sembleront faciles, d'autres non. C'est normal : chacun est différent !

Mon parcours

Je ne sais pas quand mon combat contre la nourriture a commencé. J'ai l'impression qu'il dure depuis ma petite enfance. Peut-être était-ce quand j'ai commencé à finir systématiquement mon assiette pour attirer l'attention de mes parents ? Peut-être quand l'un de mes camarades de primaire m'a traitée de sumo ? Ou quand, au collège, je me suis regardée dans le miroir et j'ai détesté ce visage arrondi, ce corps (qui n'était même pas en surpoids à l'époque, mais était moins svelte que celui de mes copines) ? Ou, en troisième, quand j'ai décidé de faire un régime et que j'ai tenu le coup toute l'année ?

Ce dernier m'a projetée dans un cercle vicieux sans fin : faire un régime, manger jusqu'à n'en plus pouvoir, reprendre le régime, manger encore plus. La nourriture est devenue une amie, tour à tour réconfortante, malsaine, manipulatrice, punitive. Et mon corps, un bagage encombrant que je trimballais partout avec moi. Je n'ai jamais été en surpoids, mais je pense avoir suivi un régime constant de mes 15 à mes 23 ans, jusqu'à souffrir de crises d'hyperphagie[1] sur la même période.

À partir de mon entrée dans le monde du travail, les crises ont progressivement cessé, mais l'alimentation émotionnelle était toujours là : j'étais au régime (ou plutôt, je faisais « attention ») en permanence, je grignotais en rentrant du travail ou lorsque j'étais stressée. Chaque carré de chocolat, chaque repas au restaurant entraînaient des ruminations sans fin, un dialogue intérieur, une flagellation infinie après que j'ai, en général, « craqué ».

Chaque « tentation » culinaire, l'odeur de la boulangerie, la boîte de chocolats, déclenchaient une avalanche de pensées, d'envie, de culpabilité. J'avais parfois l'impression que je n'étais pas normale, qu'il y avait à l'intérieur de moi un monstre tapi dans l'ombre, qui attendait la moindre occasion de me détruire. Le reste du temps, j'ignorais cette difficulté. Je ne pensais pas avoir de maladie, de problème, plutôt que j'étais trop gourmande et que je n'avais pas de volonté.

Jusqu'à ce jour de 2018 où j'ai pu mettre un mot sur ce rapport à la nourriture.

Comprendre le foodfighting

Qu'est-ce que le foodfighting (ou nourriture émotionnelle) ?

En été 2018, après une vingtaine d'années à manger sans faim, je découvre une vidéo sur YouTube où la personne emploie le terme « nourriture émotionnelle ». Ça me parle. C'est ça, que j'ai ?

C'est pour cela que je mange sans faim, grignote en rentrant du travail ? Je fouille sur Internet et découvre qu'il s'agit d'un comportement consistant à **manger régulièrement sans faim** ou à penser à la nourriture très souvent en dehors des repas. Bien sûr, il nous arrive à tous de manger sans faim de temps en temps, si l'on nous propose un chocolat, si notre grand-mère a cuisiné pour nous…

« — Tu es sûre que tu ne veux pas te resservir ?
— Mamie, je me suis déjà resservie... »

La nourriture émotionnelle (ou foodfighting), intervient quand cela arrive régulièrement, même quotidiennement et que l'on en souffre.

Pourquoi mange-t-on sans faim ?

Une fois que j'avais mené mes recherches, je n'étais pas sûre que cela s'appliquait à moi. Je n'avais pas besoin d'être triste ou en colère pour manger sans faim, je le faisais parce que j'avais des gâteaux dans mon tiroir, parce qu'un collègue avait apporté des croissants ou en rentrant du travail. Rien à voir avec les émotions, en apparence !

Les situations où je mangeais sans faim :
— sous le coup d'une émotion,
— par habitude ou ennui, notamment en rentrant chez moi le soir,
— par envie/parce que « c'est trop bon »,
— par stress, la veille d'un examen…,
— pour faire plaisir à la personne qui avait cuisiné,
— pour ne pas jeter les restes du plat.

Voilà pourquoi je n'aime pas le terme « nourriture émotionnelle » et préfère « relation conflictuelle avec la nourriture ». Comme c'est un peu long, je l'ai abrégé en « foodfighting ».

Faut-il arrêter de manger sans faim ?

Eh bien… non, si cela ne vous pose aucun problème. Quand je parle de foodfighting, je parle de la **souffrance de manger sans faim, de la culpabilité**.

Quand je relis mes anciens journaux, je suis frappée de constater que je me sentais coupable à chaque repas, chaque jour, parfois tout au long de la journée. J'analysais longuement ce que j'avais mangé et pourquoi j'avais « craqué », mais paradoxalement, je pouvais passer des heures à rêver d'une pizza ou des croissants posés à côté de la machine à café.

C'est bien simple : à certaines périodes, la nourriture emplissait chaque minute de ma vie, sous forme de culpabilité ou d'envie.

« Je dois comprendre ce qu'il s'est passé hier. Gros craquage alimentaire. Le matin, grignotages que je pense dus à l'imminence de ma séance de sport. Le midi, énorme pizza au fromage… »

14 octobre 2016

Ce n'était pas toujours le cas, c'est pourquoi j'aimerais vous présenter plusieurs « situations » que je qualifierais de foodfighting.

Le cercle vicieux de la culpabilité

Il m'arrivait de me sentir coupable pour tout et n'importe quoi, depuis un repas au fast-food jusqu'à assaisonner d'huile d'olive ma salade, en passant par le fait de manger un carré de chocolat supplémentaire. Que je sois au régime, fasse « attention » ou non, la culpabilité surgissait à chaque « écart ». C'était bien pire si j'étais au régime.

La conséquence ? Je me sentais mal, jusqu'à la prochaine tentation (un autre carré de chocolat, un gros dessert) et y cédais souvent. Donc je culpabilisais, et c'était reparti pour un tour.

En effectuant des recherches, je découvris un peu plus tard que j'étais en « restriction cognitive » et qu'elle était la responsable de ma culpabilité.

D'où vient la culpabilité de manger ?

La responsable, c'est la restriction cognitive. C'est le terme utilisé pour expliquer notre état d'esprit quand on fait attention à notre alimentation la plupart du temps, mais que l'on finit toujours par craquer !

À l'origine, il y a bien souvent un régime ou des règles diététiques (« ne mange pas trop gras »). Alors on essaie d'arrêter de manger des aliments tels que les sucreries, les chips et tous les plats que l'on pense trop caloriques : ils sont interdits. On se tourne vers les aliments sains, ceux qui permettraient de maigrir ou de ne pas prendre de poids.

Souvent, cela se passe plutôt bien : nous respectons scrupuleusement les règles fixées sans faire d'écarts. Ne voulant pas gâcher nos efforts, nous résistons à nos petites envies : ce plat que l'on juge trop calorique, un dessert ou même ces croissants posés sous notre nez à la pause-café. Bref, tout ce que nous avons rangé dans la catégorie des aliments interdits est banni, aussi attirants soient-ils... Et ça marche, même si nous ne finissons pas souvent nos repas totalement satisfaits, voire en ayant encore un peu faim.

Mais un jour, il devient plus difficile de résister à nos envies ou d'ignorer notre estomac qui crie famine. On ne pense qu'à ça tout le temps ! Il arrive que nous ayons passé une mauvaise journée au travail, que nous soyons épuisés ou en colère contre quelqu'un... Sans parler des remarques de l'entourage : « Oh là là, t'es pas marrant ! Ce n'est pas un petit écart qui va gâcher ton régime ! » ou de la déception d'un proche qui avait cuisiné avec tant d'amour !

Toutes ces émotions négatives sont désagréables et nous avons besoin de réconfort. C'est en « craquant » pour des aliments qui nous font plaisir que nous allons le trouver. Mais ce réconfort est vite remplacé par de la culpabilité quand on s'aperçoit qu'on a réduit tous nos efforts à néant... Alors, « foutu pour foutu », autant culpabiliser pour quelque chose qui en vaille vraiment la peine et craquer à fond ! Cela peut entraîner une compulsion alimentaire, à savoir une prise de nourriture importante et une impression de perdre le contrôle.

C'est un véritable cercle vicieux qui s'installe lorsque nous essayons de reprendre nos règles diététiques le lendemain pour rattraper nos écarts : nous sommes à nouveau frustrés et finissons par craquer et culpabiliser... puis par recommencer le cycle !

En réalité, nous n'y sommes pour rien si nous craquons pendant un régime : c'est notre cerveau qui, ne supportant plus toutes ces privations, nous a poussés à le faire. On a exigé de lui trop de travail : il doit tout le temps contrôler ce que l'on mange, penser à manger moins, refréner les envies de gras et de sucre, faire taire l'estomac qui n'est pas rassasié et même trouver des stratégies pour éviter les situations à risque... Cet état représente un excès d'efforts et d'émotions négatives, alors qu'il est plus facile de trouver du réconfort en mangeant quelque chose qui nous fait plaisir.

Le regard des autres

J'avais souvent l'impression que tout le monde me regardait quand je reprenais du dessert ou choisissais la pizza au restaurant. Je n'étais pas en surpoids, mais si j'étais au restaurant, j'avais deux options :

- opter pour un plat peu sain comme une pizza, et, au moment de l'annoncer au serveur, je stressais, bloquais et lui commandais un plat plus léger comme une salade ;
- ou bien je prenais le « plat plus léger ». Frustrée, je craquais : soit pour un dessert, soit en piquant les frites de mon voisin, soit en m'achetant un dessert à McDonald's ou dans les distributeurs du métro... Que je dévorais sans aucun plaisir ni faim, car je n'avais pas écouté mes envies.

« Objectif : passer un bon moment en famille, et ne pas trop manger. »

19 janvier 2017

Le brouhaha mental

Une boîte de chocolats sur la table ou des croissants à la machine à café, et tout **un brouhaha mental s'installait dans mon esprit** : « j'en veux un – mais c'est gras – juste un – bon allez je craque – j'en veux un autre – ce n'est pas raisonnable – mais j'ai fait du sport – juste un demi, etc. »

« Exit *les achats de gâteaux et autres, je craquerai quand il faudra, mais je n'aurai plus toutes ces tentations chez moi car cela vire à l'****obsession****.* »

6 novembre 2016

Comment je me suis libérée du foodfighting

Je suis professeur de yoga. La découverte de la **méditation pleine conscience**, mais aussi de **l'écriture intuitive** ont été les premiers déclics d'une longue démarche visant à comprendre mes émotions et habitudes, puis de me reconnecter à mes sensations et à mon corps.

J'ai suivi cette démarche par moi-même, au moyen de mon bagage de professeure de yoga et de méditation, et de mes différentes lectures.

Je me souviens n'avoir même pas eu l'idée de me tourner vers le corps médical. Par peur d'être jugée peut-être... Ce qui est sûr, c'est que je ne me sentais pas malade et que ma souffrance ne me semblait pas insoutenable au point d'aller consulter un professionnel. Je pensais plutôt avoir de « mauvaises habitudes » sur lesquelles je devais travailler par moi-même. Aujourd'hui, à l'issue de mon parcours, je sais qu'il existe des professionnels qui prennent efficacement en charge toutes les difficultés liées au comportement alimentaire. J'y reviendrai un peu plus loin dans ce livre, et je vous conseille vivement de vous orienter vers eux dès que vous ressentez le besoin d'être épaulé dans votre parcours.

À l'époque, j'avais suffisamment confiance en mes capacités à m'en sortir à l'aide de mes compétences de professeure de yoga, ainsi que de recherches faites sur Internet.

La démarche que je vous propose, bien que personnelle, a été une révélation pour moi. Je la partage avec vous aujourd'hui car je sais qu'elle pourra aider d'autres personnes à avancer. En voici les principales étapes :

- On commence par l'assiette : apprendre à écouter sa faim, puis manger en conscience (selon ses envies).
- Puis la tête : comprendre nos habitudes et émotions, démarrer une nouvelle façon de faire et se faire confiance !
- Et enfin le corps : apprendre à l'accepter, l'écouter et l'aimer !

Est-ce que je fais du foodfighting ?

En m'observant, ainsi que mes proches sujets au foodfighting, j'ai listé quelques exemples typiques pour reconnaître le foodfighting :

- Être tout le temps au régime.
- Grignoter parfois une heure après un repas (ce n'est pas la faim qui s'exprime, mais une émotion, une envie).
- Prendre une salade au restaurant même en ayant envie de frites (voire enchaîner en piochant dans les frites du voisin ou en commandant un gros dessert) : nous évoquerons dans la dernière partie de ce livre les restrictions et les règles alimentaires à la source de ce comportement.
- Se justifier en mangeant : « Je n'ai pas mangé ce matin », « C'est trop bon »

Bien sûr, ces critères sont issus de mes **observations personnelles et de mon expérience.** Je conseillerais de ne pas les prendre au pied de la lettre, mais plutôt comme des indices !

Partie 1

Apprivoiser sa faim et ses sensations

Avant de commencer, je vous propose de choisir un petit carnet que vous embarquerez partout avec vous, et dédierez à cette démarche. Il sera votre compagnon pour bien observer vos sensations !

Apprivoiser la faim

En 2018, je me souviens avoir regardé une vidéo de l'humoriste Paul Taylor dans laquelle il se demandait pourquoi la nourriture anglaise était « mauvaise ». La conclusion de cette vidéo était que, outre-Manche, la nourriture est considérée comme du « carburant ». Ce mot a causé chez moi une illumination. Mais oui, la nourriture n'est que du carburant, à savoir de l'énergie pour faire fonctionner mon corps, marcher, travailler, réfléchir. Elle ne devrait pas être si compliquée !

Ce jour-là, j'ai décidé d'observer mes sensations de faim pour déterminer si mon corps avait besoin ou non de carburant. J'ai même sérieusement envisagé de me nourrir de repas en barres pour éviter d'avoir à me « prendre la tête » sur ce que j'allais manger !

Dans les prochains chapitres, on verra qu'il me manquait quelques clés (se nourrir de barres ne permet pas beaucoup de plaisir !).

L'une des clés est de comprendre que manger quand on n'a pas faim, c'est répondre à un **besoin qui n'est pas la faim**, comme un besoin émotionnel. C'est une déconnexion du besoin physiologique qu'est la faim.

« J'ai besoin de quoi avec ces textures ?
De réconfort par rapport à ma vie ? »

novembre 2020

Pourquoi mange-t-on ?

Parce qu'on a faim !

La sensation de faim est un signal envoyé par le corps pour nous alerter d'un besoin physiologique essentiel : manger pour refaire le plein d'énergie. C'est un peu comme le voyant d'essence qui s'allume sur le tableau de bord pour indiquer que la voiture sera bientôt à court de carburant. Le ventre gargouille, on se sent fatigué, voire grincheux… C'est le signe qu'il est temps de remettre du carburant dans ce merveilleux véhicule qu'est notre corps.

Par obligation sociale : « C'est l'heure »

Nos sociétés sont organisées par des horaires bien définis. Les horaires de bureau, ceux de l'école, par exemple, sont très pratiques pour planifier nos journées et nous coordonner avec notre entourage et nos collègues. Nous avons donc pris l'habitude de manger à heures fixes, lors de pauses repas collectivement définies. Mais si l'on ne devait se nourrir qu'en fonction de nos sensations de faim, il se pourrait que nos horaires de repas soient totalement décalés et varient d'un jour à l'autre. Ce ne serait pas très pratique, car cela pourrait arriver au moment d'une réunion importante ou en plein milieu de notre séance de sport. Alors, nous nous sommes adaptés : on apprend depuis tout petits à manger à heures fixes, en adaptant inconsciemment les quantités ingérées pour pouvoir tenir jusqu'au prochain repas. La plupart du temps, cela fonctionne plutôt bien, mais laisse peu de place aux imprévus :

ce croissant que notre collègue nous propose à 10 heures, un repas copieux lors d'une fête de famille ou une activité physique plus intense que d'habitude. Dans les deux premiers cas, il est très probable que au moment du prochain repas, nous ayons très peu faim ou n'ayons pas du tout d'appétit. Dans le dernier cas, nous risquons de manquer d'énergie plus vite que prévu et d'avoir faim alors que « ce n'est pas l'heure ». Nous verrons un peu plus loin dans le livre comment composer avec ces imprévus du quotidien.

Par envie ou par émotion

Cela vous arrive-t-il à vous aussi ? Ce n'est pas l'heure du repas. D'ailleurs, on n'a pas spécialement faim. Mais on se sent irrésistiblement attiré par le frigo. Et plus on essaie de résister, plus on y pense ! On y pense tellement qu'on finit par avoir faim... En réalité, une envie de manger n'apparaît pas sans raison : elle fait suite à une stimulation. Celle-ci peut être externe : la vue ou l'odeur de nourriture, quand on passe devant une boulangerie par exemple et que l'on est attiré par ce que l'on voit en vitrine ou par l'odeur des viennoiseries chaudes.

Mais l'envie de manger peut également survenir à la suite d'un inconfort interne : parce que l'on s'ennuie, que l'on est stressé, en colère, frustré ou même fatigué après une grosse journée. Sans en avoir nécessairement conscience, ces émotions sont des alertes pour nous informer qu'il se passe quelque chose de dérangeant et qu'il va falloir trouver une solution pour apaiser cet inconfort. Il s'avère que manger peut être efficace pour calmer nos émotions, car on se tourne alors vers des aliments qui nous procurent du plaisir et la sensation d'avoir le ventre plein est plutôt rassurante. C'est ainsi que nos émotions peuvent nous déconnecter de nos sensations de faim physiologique et nous conduire à manger alors que nous n'avons pas réellement faim. C'est ce que l'on appelle **l'alimentation émotionnelle** : on ne mange pas seulement pour calmer la faim, on mange aussi pour apaiser nos émotions.

Tout le monde peut pratiquer l'alimentation émotionnelle de manière plus ou moins importante. C'est un comportement très efficace pour gérer nos émotions lorsqu'il se produit ponctuellement. Il peut en revanche devenir problématique lorsqu'il se répète souvent et qu'il engendre une prise de poids. Au lieu de nous aider à calmer nos émotions, l'alimentation émotionnelle provoque alors un sentiment de culpabilité. C'est un cercle vicieux : ne sachant pas comment résoudre autrement cette émotion désagréable, nous essayons de calmer ce sentiment de culpabilité… en mangeant ! C'est ce qui nous donne l'impression d'avoir perdu le contrôle de notre alimentation et d'être dans une bataille constante vis-à-vis de la nourriture.

Comment reconnaître la faim ?

Au prochain repas, ou la prochaine fois que vous pensez avoir faim, prenez votre carnet.

Essayez de décrire vos sensations le plus précisément possible, comme à un médecin : « Je ressens telle sensation (picotement, douleur, pression, etc.), à tel endroit. »

« Je ressens un léger creux dans mon estomac à droite et à gauche. »

octobre 2019

Mettez une note sur 10 à votre faim, entre 0 « complètement rassasié » et 10 qui équivaut à « je meurs de faim ».

Puis décrivez en quelques mots le contenu du repas.

Effectuez le même exercice lorsqu'une sensation qui ressemble à la faim surgit, même si vous ne mangez pas ensuite.

Puis, une fois que vous êtes familier avec cet exercice, faites-le aussi souvent que possible pendant une semaine. Bien sûr, cela implique d'être un minimum seul et au calme ; il m'est arrivé de m'isoler pour le faire.

À la fin de la semaine, reprenez le carnet et relisez-le.

Avez-vous réussi à décrire vos sensations ?

Combien de repas avez-vous mangés en dessous de la note de 5/10 et de quel type d'aliments s'agissait-il ?

Ressentez-vous les mêmes sensations de faim avant un repas et au cours de la journée ?

Les signaux de la faim

Pour vous aider, voici ce que je peux ressentir quand j'ai faim :

- le ventre gargouille (attention, ce n'est pas forcément de la faim),
- de la fatigue,
- un mal de tête,
- de l'irritabilité,
- une sensation de faiblesse.

Mais au départ, c'était surtout le premier signe qui me guidait, et je ne comprenais pas bien les autres !

Mon expérience

Cet exercice a été synonyme de nombreuses découvertes.

- La première était que j'étais capable d'observer ma faim avec objectivité, d'écouter mon corps pour répondre à son besoin de carburant. C'était une première pour moi qui auparavant détestais avoir faim et trouvais la sensation intolérable ! J'avais d'ailleurs mangé de nombreuses fois « pour ne pas avoir faim plus tard ». Et là, j'écoutais mon corps, en conscience.

- J'ai également constaté que si j'écoutais complètement mes sensations de faim, **je n'avais pas faim à heures fixes** ! Et c'était bien normal, puisque cela dépendait du repas précédent, de mon humeur, de mon moment du cycle menstruel – par exemple, en plein syndrome prémenstruel, j'avais faim en permanence !
- Enfin, j'ai eu un mal fou à écouter mes sensations au début. Les régimes avaient tout déréglé et j'ai dû réapprendre à les observer. Je pense notamment, au tout début de ma démarche, à une sensation ressemblant à la faim qui surgissait toujours une heure après le repas. Peut-être était-ce psychologique ? Ou le début de la digestion ? Je n'ai jamais vraiment trouvé, mais elle s'est évanouie au bout de quelques semaines.

De l'importance de l'écriture

Peut-être que vous n'êtes pas à l'aise avec le carnet, ou encore l'écriture. Je recommande tout de même cet outil qui permet de prendre du recul par rapport aux événements. Mais si cela vous pose vraiment un problème, vous pouvez prendre des notes sur votre téléphone ou encore vous enregistrer avec sa fonction dictaphone. C'est notamment ce que je faisais après mon petit déjeuner, en allant au travail ou au retour de la pause du midi, pour gagner du temps.

Le but est de garder une trace, car une pensée est vite oubliée, mais des notes écrites ou dictées, non ! L'écriture a été l'outil numéro un qui m'a menée vers la fin du foodfighting.

Décrire avec objectivité est l'essentiel.

Si vous avez déjà pratiqué la méditation, l'instructeur conseille parfois « d'observer sans juger » : c'est exactement de cet état d'esprit dont je parle !

Quand vous décrivez vos sensations, je vous recommande de chercher à être le plus objectif possible. Par exemple, préférez les mots sans connotation (pression, tension, picotement, etc.) et nommez les parties du corps concernées, plutôt que de dire : « Je meurs de faim. », « J'ai mal partout. », etc.

« Je ressens une légère douleur, qui m'évoque un tiraillement, très localisée, comme si je pouvais distinguer les contours de mon estomac. »

Janvier 2019

Est-ce vraiment de la faim ?

Quand j'en ai parlé à mes proches, l'un de mes amis, pas du tout sujet au foodfighting, m'a dit qu'il avait souvent l'impression de mourir de faim mais qu'en réalité il avait surtout soif. Deux verres d'eau plus tard, la sensation disparaissait.

J'ai développé quelques techniques pour vérifier que je ressentais vraiment de la faim :

- **Attendre** un peu avant de manger. Parfois, je ressens une sensation de faim très forte, mais, quelques minutes plus tard, elle disparaît !
- **Boire** lorsque la faim surgit. Parfois, on prend pour de la faim ce qui est juste de la soif. C'est le cas pour moi !
- Observer mon **envie de manger** lorsque je viens de manger ou quand je n'ai pas faim.

Cela m'arrivait souvent juste après un repas, le plus souvent équilibré : j'allais avoir envie d'un dessert, de sucré ou de gras.

« Aujourd'hui, je suis sortie sous la neige pour m'acheter quelque chose de sucré. Je dois être un peu addict. *»*

février 2019

Ce besoin n'était donc plus physiologique, mais émotionnel, c'était de l'envie ! Pour moi qui venais de manger une salade, alors qu'il y avait une boulangerie proposant des tartelettes au citron meringué à deux pas, c'était normal que je sois tentée. Et puis, à la longue, c'est tout simplement devenu une habitude.

Si je cédais à cette envie, je me disais : « Je mange sans faim et c'est OK », et je mangeais ! C'était bien plus simple que de lutter pendant des heures.

Je le sais, c'est frustrant. Je me souviens de m'être dit « je mange sans faim » des dizaines de fois. Moi qui avais envie d'écouter mes sensations, de progresser... je cédais souvent au premier gâteau venu ou à l'habitude. J'avais tendance à m'impatienter, à vouloir accélérer le processus. Mais comment aurais-je pu me séparer d'une habitude que je pratiquais depuis une vingtaine d'années ? Elle n'allait pas disparaître en deux mois !

De plus, nous verrons plus tard qu'accepter de manger sans faim et passer à autre chose est la meilleure chose à faire.

« J'ai envie de manger du sucré depuis ce midi, mais je n'ai pas faim (je crois). Est-ce de la faim ? de l'envie ? de l'ennui ? peur d'avoir faim ce soir ? l'habitude ? Mystère... »

septembre 2019

Manger en conscience

Observer mes sensations de faim était un très bon début, mais ça n'a pas suffi. Cela m'a permis de comprendre que je mangeais parfois sans faim, et m'a incitée à aller plus loin. Mais comment faire pour perdre cette mauvaise habitude ?

« Hier, j'avais envie de croissants alors que je n'avais pas faim. J'en ai mangé quand même… »

janvier 2019

J'ai longtemps cherché sans trouver de solution – je me suis même tournée vers le jeûne intermittent, car j'avais vu qu'il permettait de « recalibrer ses sensations », ce fut un échec !

En fait, c'était encore pire, car plus je comprenais ma faim, moins je comprenais pourquoi je mangeais sans faim ! Il y a longtemps, quand j'entendais parler de l'alimentation consciente, je pensais qu'elle ne concernait que les besoins physiologiques (« Si je ne mange que quand j'ai faim, je perds du poids. »). Je finis par découvrir que l'alimentation en pleine conscience ne se résumait pas qu'à écouter quand j'avais faim, mais que c'était aussi écouter ses sensations pendant que l'on mangeait.

Je ne savais pas exactement ce que cela signifiait, mais j'imaginais une version « repas » de la méditation pleine conscience, que je pratiquais régulièrement depuis 2015.

La **pleine conscience** est une pratique basée sur **l'observation de ses sensations**, ses émotions et ses pensées, afin de lâcher prise et d'être dans le moment présent. Elle est présente dans le yoga et le bouddhisme ainsi que dans des pratiques thérapeutiques actuelles. L'observation s'effectue sans jugement (on ne choisit pas si c'est bien, agréable ou non) et sans essayer de modifier ce que l'on ressent (on « prend comme ça vient »).

L'alimentation en pleine conscience n'est pas vraiment codifiée et j'ai eu l'impression que chacun l'interprétait à sa manière. Je l'ai perçue comme une façon de manger : se préparer au repas, écouter sa faim et ses envies, manger en écoutant ses sensations et sa satiété. Le tout, en s'observant avec objectivité, à la manière de la méditation pleine conscience où l'on est observateur des sensations de notre corps, mais aussi de nos pensées.

Tout comme la méditation, l'alimentation en conscience est un exercice. Plus vous la pratiquerez, plus vous serez à l'aise.

Vous aurez peut-être du mal à commencer, à vous repérer, à pratiquer sur toute la durée du repas. C'est totalement normal !

Allez-y à votre rythme et surtout n'oubliez pas que cela reste un exercice, pas une règle à respecter coûte que coûte !

Avant de commencer : il faut être seul face à son assiette

Avant de me lancer, j'ai écumé Internet à la recherche de techniques pour savoir comment manger en pleine conscience. J'y ai trouvé des conseils divers et variés, qui n'ont pas toujours fonctionné pour moi.

Le plus efficace est d'être seul face à son assiette. Sans Netflix, ni radio ou livre, sans nos proches ou collègues. Je suis consciente du fait que ce n'est pas toujours possible. Mais, pour moi, c'est vraiment la meilleure façon d'y arriver, la plus directe. J'ai beaucoup expérimenté et conclu que l'environnement importait peu : j'ai mangé en conscience dans des restaurants bruyants, dehors, dans des trains… peu importe, tant que j'étais seule.

Seule face à son assiette, il n'y a plus de moyens de se cacher. Avant de débuter cette démarche, j'en étais d'ailleurs incapable, et sortais systématiquement un livre ou regardais une vidéo sur mon portable au moment de manger. Pas vous ?

Je ne dis pas que vous devrez passer le reste de votre vie à vous isoler pour manger. C'est une étape passagère pour apprendre à s'écouter.

Comment manger en conscience

Je vais citer l'un de mes professeurs de méditation : plutôt que de nous lancer dans les grandes théories, passons directement à la pratique !

Tout d'abord, voici comment je procédais pour savoir si j'avais bel et bien faim :

- J'observais mes sensations de faim et les notais dans un carnet.
- Si je n'avais pas faim, mais devais manger sous peu, j'attendais le plus longtemps possible. Cet aspect m'a donné du fil à retordre, car dans mon entreprise, nous mangions à heure fixe le midi. J'ai choisi, pour les premières fois où j'ai pratiqué l'alimentation consciente, les jours où j'avais faim, justement. Ensuite, avec le recul, j'ai appris à pratiquer même en horaire de pause imposé : soit en m'attablant avec des collègues mais en attendant d'avoir faim pour manger, soit en consommant une partie de mon repas et en gardant l'autre pour plus tard. Bien sûr, certains jours, l'appel de mon bon petit plat était un peu trop fort ! Mais à terme, j'ai fini par trouver comment écouter ma faim. Parfois, je profitais de la pause déjeuner pour faire autre chose et mangeais en plein milieu de l'après-midi à mon bureau.
- Si je ne savais pas si j'avais faim ou non : j'acceptais, ce jour-là, que mes sensations de faim étaient discrètes. J'ai mis plusieurs mois à les comprendre !

- Dans tous les cas, je prenais mon carnet, **je me tenais bien droite** et me mettais à l'écoute de mes sensations pour noter comment je ressentais la faim : quelle sensation ? à quel endroit ? quelle intensité ? quelle note sur une échelle de 0 à 10 ?

« J'ai faim à 4/10 voire 6/10. J'ai l'impression de sentir la paroi droite de mon estomac. J'ai aussi un creux en haut du ventre, très léger. J'ai envie de légumes, de croquant, de salé. »

octobre 2019

Avant le repas

- Installez-vous seul face à votre assiette, assis, au calme. Éteignez la télé, radio, fermez les livres et magazines… ce sera bien plus simple d'observer vos sensations ainsi !
- Préparez la nourriture et installez-vous face à votre assiette. Redressez-vous. Cette position aide à ne pas se recroqueviller sur soi-même ni ignorer ses sensations. En résumé, gardez toujours la tête haute !
- Observez votre assiette : visuellement, quelles sont les couleurs, les formes ? Qu'est-ce qui vous attire ? Quel mot vous vient en tête pour décrire la nourriture ? Qu'avez-vous envie de manger en premier ? Pourquoi avez-vous acheté ou préparé cela ? Pas besoin de grandes réflexions, plutôt des réponses concrètes, les premières qui vous

viendront à l'esprit. Notez tout cela dans votre carnet.

- Faites de même avec les odeurs !

Manger en conscience

- Prenez votre première bouchée, en observant bien son apparence, son odeur. Puis observez le goût, la texture lors de la mise en bouche. C'est comment ? Mâchez bien (5 fois environ si vous voulez un repère, mais faites comme vous le sentez !). Avalez et notez les mots qui vous sont venus en tête dans votre carnet, en privilégiant les mots descriptifs (chaud, croquant, etc.) plutôt que les jugements (bon, moyen, etc.).

« Les frites étaient chaudes, tendres et croustillantes, j'ai mangé avec beaucoup de plaisir. La satiété est apparue comme un point à gauche de l'estomac. Je me suis arrêtée tout de suite. On oublie jusqu'à la prochaine faim ! C'était parfait ! »

octobre 2019

- Prenez quelques autres bouchées. Si d'autres sensations vous viennent, vous pouvez aussi les noter.

- Accordez-vous une pause, redressez-vous et observez les sensations dans votre ventre. Ont-elles changé ? Avez-vous toujours faim ?

- Si vous n'avez plus faim : si vous le pouvez, débarrassez votre assiette et mettez les restes de côté. Si vous êtes au restaurant, repoussez votre assiette le plus loin possible sur la table et mettez votre carnet à la place. Une assiette encore garnie de nourriture sous le nez rend très difficile l'exercice de manger en conscience ; notre cerveau sera obnubilé par ce reste de nourriture !
- Si vous avez encore faim : prenez encore deux ou trois bouchées et observez à nouveau vos sensations.
- Si vous n'arrivez pas à savoir : arrêtez-vous jusqu'à la quantité de votre portion habituelle, poussez votre assiette et mettez le carnet à la place. Cela peut être frustrant de ne pas reconnaître la satiété, mais je vous expliquerai comment faire dans le prochain chapitre !

La première fois que j'ai essayé, un miracle s'est produit. Nous sommes en septembre 2019. Je suis sortie pour manger le repas que j'ai apporté au travail. Je m'assois dehors et pose devant moi les deux boîtes que j'ai apportées. L'une contient simplement de la salade verte assaisonnée, l'autre le reste du repas. Je prends la première et j'observe la couleur, la forme des feuilles. L'odeur mêlée de la salade et de l'huile d'olive. Les sensations de la faim dans mon ventre. Je pique une bouchée de salade avec ma fourchette, la mets en bouche et mâche. Le goût, la texture craquante, les petits bruits des feuilles sous mes dents. J'ai l'impression de manger pour la première fois. Je ne pensais pas pouvoir prendre autant de plaisir à manger de la salade !

Et je n'ai rien fait d'extraordinaire, à part me retrouver seule face à mon assiette et observer mes sensations. Je me souviens moins bien du reste du repas, mais j'ai dégusté la deuxième boîte avec autant de plaisir que la première. Puis, j'ai simplement savouré d'être en pleine nature et d'avoir pris un bon repas. Cependant, c'est le souvenir de ces premières bouchées de salade qui me revient à chaque fois que je parle d'alimentation consciente !

Le bilan

Le chemin qui m'a conduite à l'alimentation en conscience a été tout sauf direct. Je pense que les premières graines plantées remontent à la découverte de la méditation et de l'écriture intuitive[2], qui m'ont menée, un jour, à me demander pourquoi je ne raisonnais pas de la même manière avec la faim.

Plusieurs semaines ont été nécessaires pour que j'apprivoise ma faim et mange en conscience. Le jour merveilleux où j'ai mangé de la salade verte a été suivi de nombreux jours « sans », où je n'arrivais pas à écouter

2. L'écriture intuitive est une pratique qui consiste à laisser libre cours à nos pensées à l'écrit, et peut ainsi aider à mieux les comprendre.

mes sensations, car je pensais qu'il fallait de toute façon manger *healthy*. Il me manquait un ingrédient essentiel : le plaisir. Certes, il était présent lors de ma première bouchée de salade, mais pas toujours ! Notamment lorsque je me retrouvais le midi devant mon plat *healthy* alors que je rêvais d'un burger.

« J'ai eu un peu de mal à trouver la satiété. »

octobre 2019

« Chez moi, les sensations de faim
et de satiété se ressemblent. »

octobre 2019

« J'ai mangé un gros burger, des frites et bu
une bière et je me sens formidablement
bien. Je me suis écoutée, j'ai été consciente
tout le repas. Là, je savoure mon thé. »

octobre 2019

Reconnaître la satiété

Dans ce chapitre, je vais vous expliquer comment **reconnaître la satiété**. C'est un processus qui a été très long pour moi : après des années à manger sans faim, il est difficile de reconnaître quand on est rassasié.

Avant tout, si vous trouvez cette question stressante – car quand on mange sans faim, on ignore la satiété – sautez ce chapitre et rendez-vous au chapitre suivant. Tout au long de cette partie, nous allons observer nos sensations et affiner nos perceptions. Vous pourrez revenir à ce chapitre une fois que vous aurez pratiqué la première partie de ce livre !

Ensuite, retenez que chaque personne est unique et aura des sensations différentes. Néanmoins, comme pour les sensations de faim, c'est surtout la pratique qui fait progresser.

La satiété, c'est quoi ?

Pendant ma démarche, je suis tombée sur un article qui m'a beaucoup aidée[3]. Il différenciait la satiété et le rassasiement :

- **La satiété** est le signal émis par notre corps pour nous dire qu'il a mangé suffisamment.
- **Le rassasiement** est la sensation d'avoir trop mangé.

Ces sensations sont bien différentes. En particulier, **la satiété peut être très subtile quand on n'a pas l'habitude de l'écouter,** alors que le rassasiement est synonyme pour moi de sensations très marquées : mal au ventre, sensation de lourdeur, manque d'énergie. Mais cela m'a fait beaucoup de bien pour situer mes sensations.

Comment reconnaître la satiété quand on n'en a pas l'habitude ?

Prendre le temps de manger

Alors que je cherchais à mieux comprendre ma satiété, j'ai découvert que les nutritionnistes évaluent **entre 20 à 30 minutes** le temps que met le cerveau à recevoir l'information que nous sommes en train de manger. Je me suis sentie un peu coupable, car il m'arrivait de manger en 15, voire 10 minutes parfois. Mais nous savons bien comme il est difficile de prendre son temps, en raison du travail, du stress, etc.

J'en ai déduit que **manger le plus lentement possible** m'aiderait à recevoir la sensation de satiété au bon moment.

Bien mâcher et manger solide

Mâcher longuement aide à être plus conscient en mangeant et à prendre le temps. Moi qui adorais avaler des smoothies, de la soupe ou de la compote… j'ai compris qu'il valait mieux mâcher au maximum si je voulais prendre mon temps. Effectivement, cela me permettait d'être plus à l'écoute de ma satiété.

Observer ses sensations

Je vous propose l'exercice suivant pour observer votre satiété : prenez votre carnet et à partir de quelques bouchées de votre repas, commencez à noter ce que vous ressentez dans votre ventre, votre estomac, qui pourrait être la satiété.

Notez également votre faim sur la même échelle qu'avant, si c'est possible.

Puis recommencez deux ou trois bouchées plus tard.

Si vous n'y arrivez pas, pas de panique ! C'est normal ! Je n'y arrivais pas non plus au début de ma démarche. Essayez simplement cet exercice de temps en temps. Vous verrez que plus vous le pratiquerez, plus vous reconnaîtrez la satiété.

Pour ma part, j'ai apprivoisé ma satiété, petit à petit, repas après repas. Encore aujourd'hui, je ne suis pas bien sûre d'avoir mangé à satiété à chaque repas.

Comme si j'observais une pièce sombre, j'ai découvert que plus je prêtais attention, plus je percevais. J'ai aussi observé que :

- Il était plus simple de guetter la satiété **entre chaque bouchée**. Observer les sensations de satiété se faisait au niveau de mon ventre, et goûter les aliments et les mastiquer se passait au niveau de la bouche, ce qui n'avait rien à voir.

- Je ne pouvais la percevoir que si j'étais seule.
- Parfois, il s'agissait d'une sensation subtile, difficile à distinguer. Dans ce cas, je prenais parfois une ou deux bouchées supplémentaires pour être sûre que c'était elle, et si elle s'amplifiait, c'était bien la satiété !

« La satiété est apparue comme un point à gauche de l'estomac. »

octobre 2019

Reconnaître la satiété… dans la vraie vie

Dans la vraie vie, on n'est pas toujours au calme, conscient ou équipé d'un carnet. Voici quelques conseils pour appliquer la méthode.

Mémorisez votre échelle de la faim et vos sensations. De même, prenez le temps d'observer vos sensations entre chaque bouchée.

Si vous n'y arrivez pas… pas de panique, c'est normal. Quand on a pris l'habitude de finir son assiette sans trop s'en rendre compte, s'arrêter avant la fin peut nécessiter une énergie mentale considérable.

Pour ma part, même si j'avais mangé en conscience tout au long du repas et commencé à observer ma satiété, mon habitude de finir mon assiette pouvait resurgir.

« J'ai une sensation un peu bizarre, comme si j'avais trop mangé et encore faim en même temps. Du vide à certains endroits, mal ailleurs. Ça se recalibrera avec curiosité et bienveillance ! »

octobre 2019

J'ai donc pensé à des petites astuces pour éviter le « basculement en mode pilote automatique » :

- Soit en mettant sous votre nez une photo ou un objet qui vous rappellera de manger en conscience. Par exemple un post-it « pleine conscience ». Si vous mangez avec ce post-it sous les yeux, il vous rappellera d'écouter vos sensations lorsque vos habitudes risquent de reprendre le dessus.
- Soit la technique que j'avais trouvée : penser à une image si saugrenue qu'elle restera ancrée dans votre esprit tout le reste du repas. J'ai nommé : un chiot rose à paillettes ! Cette image, même si elle n'était que dans ma tête, m'a permis de revenir à l'écoute de mes sensations de nombreuses fois, car elle était impossible à ignorer.

Bien sûr, cela ne fonctionne pas à tous les coups ! Pas de panique si vous rebasculez en mode « finir mon assiette », surtout si vous l'avez toujours fait. Cependant, ce sont des astuces à essayer pour rester concentré lors de votre repas.

Vous pouvez aussi vous dire que vous êtes « conscient d'être inconscient ». Ne vous inquiétez pas, plus vous pratiquerez l'observation de vos sensations, plus ce sera facile pour vous.

Accepter de ne pas finir son assiette

Souvent, la satiété peut arriver lorsqu'il reste encore de la nourriture dans son assiette. Il faut alors **accepter de ne pas finir son assiette**, malgré les injonctions de notre société, l'impression de gaspiller de la nourriture, etc.

J'ai eu besoin de plusieurs étapes pour y arriver :

Dire : « Je le mangerai demain. »

Tout simplement. Cette phrase m'a aussi beaucoup aidée au tout début de ma démarche ou face aux tentations (pâtisseries notamment). Puis, quand vous aurez pris cette habitude, vous pourrez ajouter « ou jamais » !

Éviter de se retrouver avec de la nourriture dans son assiette quand on n'a plus faim

J'ai remarqué que le plus difficile était de me retrouver face à une assiette pleine de nourriture alors que la satiété était survenue. J'allais systématiquement piocher dedans, voire la finir. J'ai donc trouvé quelques pistes :

• Manger dans une petite assiette

Cela semble tout bête, mais cette astuce m'a bien aidée à écouter mes sensations. Chez moi, je prends presque systématiquement une petite assiette, me ressers rarement et n'ai jamais faim une heure plus tard. Pourquoi ? Déjà, parce qu'elle est bien remplie et que cela convient très souvent à ma faim du moment. Mais aussi parce que cela me soulage de savoir que je mange la bonne quantité et que je ne risque pas d'aller au-delà de ma faim. À vous de tester pour connaître la quantité qui convient à vos besoins. De plus, manger dans une petite assiette aide à éviter le « mode pilote automatique pour finir son assiette ». Vous serez obligé de vous poser la question « ai-je encore faim ? » avant de vous resservir si besoin.

• Se préparer un plateau-repas

Quand je mange chez moi, je me prépare un plateau, avec tout ce dont j'ai besoin besoin en petites quantités (par exemple, un morceau de pain au lieu de la baguette entière). Cela me suffit largement en général et m'évite de partir dans un brouhaha mental parce qu'il me reste un gros morceau de pain devant moi.

Pousser mon assiette

Quand j'ai fini, **je pousse mon assiette, débarrasse, jette les restes**... Sinon, je risque de me mettre à manger juste pour m'occuper les mains, parce qu'un aliment me faire envie, ou par ennui.

Essayez de laisser systématiquement quelque chose dans votre assiette, même si c'est une toute petite portion, pendant quelques jours, et de la jeter ou de la mettre de côté.

Vous vous rendrez compte que cet exercice, même s'il n'a l'air de rien, est particulièrement difficile. Dans notre société, on nous a souvent ressassé que jeter de la nourriture est un sacrilège alors que des enfants dans d'autres pays meurent de faim. Sans oublier la peur de vexer la personne qui a cuisiné le repas.

Pour ma part, j'avais lu que « manger les restes au lieu de les jeter, revenait à placer son corps au même niveau que la poubelle ». Cette phrase m'a beaucoup affectée, car c'était ce que j'avais vécu toute ma vie : considérer mon corps comme une poubelle. Avec cette démarche, je voulais changer les choses et cet exercice m'a fait énormément de bien, et a donc été assez facile. Pour vous, ce sera peut-être différent. Auquel cas, n'oubliez pas cette image : manger quand on n'a pas faim, c'est placer son corps au niveau de la poubelle.

Je l'ai fait pendant une semaine la première fois. Inconsciemment, j'ai fini par manger la bonne quantité !

Encore aujourd'hui, quand je ne perçois pas bien mes sensations, j'essaie de laisser un peu de nourriture dans mon assiette.

Si vraiment c'est trop difficile pour vous, par conviction écologique ou sociale, alors mettez la nourriture de côté même s'il ne reste presque plus rien.

J'ai vraiment franchi un cap le jour où j'ai jeté la fin de mon assiette parce que j'étais au restaurant, que je n'avais plus faim et que je ne pouvais pas emporter les restes. Je ne vous dis **pas de jeter des tonnes de nourriture**, sachant qu'il est souvent possible de mettre les restes de son assiette de côté. Mais s'il vous reste un tout petit peu de nourriture et que vous n'avez plus faim… **jetez-la**.

Ma botte secrète

Enfin, j'ai une botte secrète ! Il s'agit de cette phrase : « Je vais sortir de table en me sentant bien ». Je me la suis répétée avant les repas ou le matin au lever selon les jours. C'est ce que l'on appelle une visualisation, qui aide beaucoup dans ce genre de démarche (voir page 114).

Sans oublier **le chiot rose à paillettes**, qui m'aura aidée à rester consciente pendant mes repas !

Je suis consciente que tout cela est **très difficile** quand on n'en a pas l'habitude. Je suis passée par là : j'avais l'impression de faire quelque chose de **surhumain** quand je laissais de la nourriture dans mon assiette et me sentais affreusement coupable en la jetant. Pourtant, aujourd'hui, c'est devenu très fréquent, même s'il m'arrive encore de vider mon assiette sans m'en rendre compte, de temps en temps. Et ce n'est pas grave. L'important est d'avoir conscience du chemin déjà parcouru, de toutes les fois où l'on a réussi à ne pas se « forcer » à finir au-delà de sa satiété.

Écouter ses envies

Je vous parlais de « jours sans » dans le chapitre précédent. En effet, la sensation merveilleuse que j'avais eue à mon premier repas en conscience ne s'est pas appliquée à tous les repas qui ont suivi.

Loin de là.

En octobre 2019, je pratique l'alimentation consciente depuis un mois, mais j'ai toujours des envies irrésistibles de manger gras, sucré. Je mange mon bon petit plat équilibré en conscience… et mon cerveau m'assaille d'envies de dessert, de chocolat. Parfois je craque, et vais à la boulangerie d'à côté, ou encore me fais livrer un dessert par Deliveroo, que je vais chercher discrètement. Parfois je résiste… jusqu'au soir où, frustrée comme jamais, je mange un énorme repas sans avoir faim. Par la suite, j'appellerai ce moment une « crise de foodfighting ».

Je commence à me demander si quelque chose ne cloche pas sérieusement chez moi… et puis je tombe sur une vidéo du docteur Zermati qui explique : « Ce qui fait disparaître le désir (effréné d'une nourriture particulière, par exemple quand notre cerveau bloque sur une pizza pendant toute la journée), c'est le plaisir. »

Cette phrase, cette vidéo résonnent complètement en moi.

Je me souviens de ma deuxième année de prépa scientifique. Je garde très peu de souvenirs de cette année de travail acharné, sauf un : en fin de semaine, il m'arrivait de rêver pendant toute la journée à la glace « Dame Blanche » du restaurant d'à côté, à ce dessert sucré, au chocolat fondant, recouvert d'une Chantilly aérienne. Si je me suis sentie si obsédée par cette coupe glacée, c'est certainement parce que je mangeais tous mes repas à la cantine du lycée et que je n'y prenais pas plaisir. Quand je rentrais chez mes parents le week-end, en revanche, je prenais un grand plaisir à savourer la bonne cuisine de ma mère et j'oubliais complètement la « Dame Blanche » !

Il en est de même avec les petits plats que je mangeais en conscience au début de ma démarche. Oh, ils étaient certainement très bons pour la santé, aucun doute là-dessus. Mais… pourquoi n'emportais-je jamais de dessert ? Et comment pouvais-je savoir si c'était bien ce dont j'avais envie ce jour-là ? Pas étonnant que je lorgnasse sur les gâteaux après chacun d'eux, ou que mon cerveau me passât en boucle le rayon « chocolat » du supermarché.

Depuis, je me suis renseignée à ce sujet et j'ai compris que manger avec plaisir permettait la libération de dopamine. **Le cerveau comprend bien plus vite que l'on est en train de manger** lorsqu'on savoure le repas que lorsqu'on l'avale sans plaisir. Cette différence de ressenti influe sur nos sensations de faim et de satiété, ainsi que sur l'assimilation des nutriments du repas.

J'avais ma réponse : c'était ce qui me manquait dans ma façon d'observer mes sensations ! C'est pourquoi, même après un repas en conscience, j'avais une sensation de manque, qui pouvait me pousser à sortir dans la neige m'acheter un dessert. Je n'avais pas dégusté la nourriture avec plaisir. À partir de ce jour-là, ma démarche prit un tout autre tournant. Elle a cessé d'être une « méditation culinaire » que j'avais l'impression de rater à chaque fois pour une raison inconnue. Elle est devenue une façon d'aller à la rencontre de mon corps, de l'écouter à 100 % : sa faim, mais aussi ses envies. Oui, mon corps avait des envies, parfois tout à fait justifiées, parfois incongrues !

Aujourd'hui, plus d'un an après cette période, je demande toujours à mon corps ce dont il a envie. Quand je n'ai pas de réponse, c'est souvent que mon corps a une autre préoccupation : fatigue, règles, stress, etc.

Comment écouter ses envies ?

Voici l'étape que j'ai ajoutée à mes repas en conscience : avant de commencer, je me demandais tout simplement de quoi j'avais envie à l'instant même.

Parfois, la réponse était très simple :

« Je veux quelque chose de gras et de chaud, avec un goût de beurre.

— Comme un croissant ?

— Trop croustillant. Plus moelleux.

— De la brioche ?

— Oui.

— D'accord, allons-y. »

Parfois, c'était plus difficile. Je pouvais avoir envie d'une texture particulière, d'un goût particulier, d'un aliment un peu étrange.

J'ai appris à me demander « et si j'enlevais ça ? » (si j'avais envie de pâtes à la truffe : puis-je enlever la truffe ou c'est justement ce que je veux ?) ou « et si je remplaçais tel ingrédient par celui-ci » pour rester le plus objective possible.

De quoi ai-je envie ?

Je vous propose de ressortir votre carnet et de vous demander ce qui vous fait envie. Ce peut être un aliment, un plat ou encore un goût particulier.

Voici des questions que vous pouvez vous poser :

- Quel goût ?
- Quelle couleur ?
- Quelle odeur ?
- Quelle température ?
- Quelle texture ?

Si vous n'avez toujours rien trouvé, regardez autour de vous, dans votre placard, le menu du snack le plus proche ou encore le contenu de votre panier-repas si vous êtes au travail : est-ce que cela vous convient pour aujourd'hui ?

« Je crois que j'ai envie de moelleux, de gras. Des œufs brouillés me viennent en tête, ou des viennoiseries. »

octobre 2019

Manger

Une fois que vous avez trouvé ce qui vous fait envie, l'exercice est similaire à ceux des chapitres 1 à 3 : sortez votre carnet, observez votre faim, mangez l'aliment ou le plat en écoutant vos sensations et prêtez attention à vos sensations de satiété.

Personnellement, j'ai fait l'exercice **pendant un mois** ! Tous les midis, je me posais la question. Puis j'allais dans le snack ou le commerce en question, achetais la nourriture, m'asseyais sur place ou chez moi au calme, avec mon carnet à côté de moi. C'était **fantastique** ! J'ai fait des découvertes, des goûts que je pensais aimer qui, finalement, me décevaient, l'effet inverse…

Je me souviens notamment d'un repas burger-frites-bière – sachant que j'adore la bière ambrée – où j'ai découvert que je n'aimais pas la bière que l'on m'avait servie.

Au début, j'avais souvent des **envies particulières,** mais rapidement j'ai eu envie de choses très **banales** comme du riz, des pommes de terre… parce que c'est nourrissant, certainement !

J'ai fait d'autres découvertes :

- Le rituel de mettre la table. J'ai découvert que je prenais beaucoup de plaisir à mettre la table, à me faire servir au restaurant dans une belle assiette bien présentée. Au travail, je recréais ce rituel en disposant joliment ma « gamelle » et mes couverts !
- J'avais une forte tendance à privilégier le plaisir des autres (mon conjoint notamment), à choisir pour lui l'aliment le plus « beau », la plus belle quantité, à bien présenter son assiette et à me réserver ce qui était raté ou trop cuit. Quand avais-je décidé qu'il valait mieux que moi ? Aujourd'hui, j'essaie d'équilibrer quand je cuisine pour nous deux !
- Le bilan du repas : j'ai eu du mal à ignorer les **pensées négatives** (« c'était gras », « j'ai craqué »...) qui pouvaient surgir après l'exercice – j'en reparlerai dans la deuxième partie du livre. Aujourd'hui, je sais que c'est totalement normal dans notre société où l'on nous répète « ne mange pas trop gras, ni trop sucré, ni trop salé ». J'essayais de noter le bilan du repas, comment je me sentais. Après tout, j'avais écouté les envies de mon corps et je l'avais nourri ! **Au bout d'un certain temps, ces pensées se sont évanouies, laissant place soit à la conscience d'avoir mangé avec plaisir, soit au silence**.

Pourquoi écouter ses envies ?

L'exercice présenté au début de ce chapitre va sûrement vous paraître à l'encontre des conseils des nutritionnistes : « Ne mange pas trop gras, ni trop sucré. » Si vous craignez de grossir à cause de cet exercice ou de perdre le contrôle : c'est normal ! Voyez cela comme une période de test et faites confiance à votre corps : il est capable de se réguler tout seul si vous l'écoutez. En fait, on fait souvent cela pendant les fêtes de fin d'année par exemple : on mange excessivement pendant quelques jours voire quelques semaines. Mais, une fois cette période passée, si l'on écoute correctement ses sensations de faim, on a moins d'appétit pendant quelques jours, le temps que le corps élimine son surplus de carburant. Puis, on se remet à manger normalement. Ces quelques repas « en excès » n'auront pas d'incidence sur votre poids à long terme.

Néanmoins, cet exercice est important dans la démarche de paix avec la nourriture. En attendant, faites-vous confiance : cet exercice fonctionne et vous aidera beaucoup, même s'il vous paraît contre-intuitif de prime abord.

Ce fameux mois passé à écouter mes envies a été accompagné de sensations très étranges, et notamment l'impression de faire n'importe quoi. Mon corps, affamé, me réclamait parfois un petit déjeuner à midi. J'essayais de l'écouter même si je repensais à la publicité ressassant « ne mange pas trop gras, trop sucré, trop salé ».

Et ce... même si je m'étais mitonné un petit plat équilibré, et que je devais le laisser dans le réfrigérateur du travail pour partir en quête de la crêpe au fromage dont mon corps ou ma tête avait tant envie.

« J'ai failli me laisser tenter par une pizza, mais je choisis de coller à mon envie initiale. »

octobre 2019

Par hasard, c'est pendant ce mois que j'ai lu le livre *Sapiens*[4]. Yuval Noah Harari y explique que notre cerveau est programmé pour préférer les aliments plus énergétiques, en particulier le sucre, car ils favorisent notre survie ! Un *Homo sapiens* consommant des végétaux avait moins de chance de survivre qu'un *Homo sapiens* mangeant du gras (graines) et du sucre, c'est ainsi que nous avons évolué. Ces envies de gras et de sucré sont donc totalement normales !

Et puis... c'est très bon, tout simplement. Si je prends une salade dans un restaurant qui sert des frites, mon mental va être saturé d'images de frites, de leur goût, leur texture. Toutes mes cellules vont m'inciter à chiper une frite à mon conjoint alors que je déteste faire cela. Puis, frustrée, je vais sûrement prendre un dessert, lequel ne me satisfera pas puisque je veux des frites. Puis, plus

4. Y.N. Harari, *Sapiens : Une brève histoire de l'humanité*, coll. « Essais-documents », Albin Michel, Paris, 2015.

tard, je vais peut-être grignoter autre chose… tant que je ne mange pas de frites, je serai frustrée !

« J'ai mangé plein de gâteaux, je culpabilisais du craquage de la veille. »

mars 2017

Il y a trois ans, si je mangeais une pizza chargée en fromage, la culpabilité allait me poursuivre jusqu'au lendemain, me poussant à accomplir des choses absurdes, comme ne pas petit-déjeuner, emporter un déjeuner riquiqui, faire du sport ou, au contraire, manger au-delà de ma faim. Et c'est bien normal quand on voit à quel point le gras est diabolisé.

Aujourd'hui, plus d'un an après ce fameux « mois de liberté » où j'ai écouté mes envies tous les jours, j'ai parfois envie d'un repas très gras. Parfois envie de sucre. Et le reste du temps, le contenu de mon réfrigérateur et de mes placards, composés d'aliments « classiques », me permet de composer des repas qui me font plaisir sans avoir l'impression de me restreindre. Je ne ressens plus de pression, de culpabilité… ni de brouhaha mental !

Cette étape m'a beaucoup aidée à m'écouter et être consciente de mes envies, mais aussi à écouter mon corps, que j'ignorais jusqu'ici totalement. Elle a été la première étape du long chemin de réconciliation entre nous deux.

La version du docteur Zermati

Le docteur Zermati, dans ses livres, ainsi que dans son interview sur le site du G.R.O.S.[5], conseille de consacrer un repas à manger uniquement du chocolat si l'on rêve de chocolat en permanence, par exemple – ou tout autre aliment « calorique » que l'on s'interdit : bonbons, fromage, etc.

Le but de cet exercice est non seulement de se reconnecter à ses sensations (car on mange du chocolat comme si l'on mangeait un repas, en ayant faim et en arrêtant une fois que l'on n'a plus faim), mais aussi de faire confiance à son corps et ne plus « manger avec sa tête » comme il le dit. En effet, le chocolat, c'est de la nourriture, et on peut très bien faire un repas avec ! Ce n'est pas juste un « plaisir coupable », une « tentation »… c'est un aliment au même titre que le riz et la salade et l'on a le droit de le manger.

Enfin, il recommande de le faire sur plusieurs jours.

Pour ma part, je n'ai essayé cet exercice qu'une seule fois. J'ai choisi mon aliment puis ai appliqué l'exercice décrit dans ce chapitre : écouter mes sensations, manger en conscience… le tout, munie de mon carnet.

L'aliment en question ? Des Kinder Pingui. Aujourd'hui, je sais pourquoi je faisais une fixation sur ces chocolats vraiment pas fameux : la sensation de fraîcheur, le fait

---

5. https://www.gros.org.

que c'était mon grand-père qui m'en offrait quand j'étais petite... Bref, j'ai acheté des Kinder Pingui, j'ai sorti mon plus beau set de table et je les ai mangés en conscience.

Tout d'abord, j'ai observé ce que je voyais : l'emballage métallique à dérouler, ce qui m'amusait quand j'étais petite. Puis, la texture moelleuse et rafraîchissante, et la fine couche de chocolat craquante.

Mais j'ai également ressenti un étrange arrière-goût qui n'était celui ni du chocolat, ni du lait, ni du sucre. Par rapport à mes sensations quand je mangeais un carré de bon chocolat, cela n'avait rien à voir !

J'en ai conclu :

- Qu'ils n'étaient pas du tout aussi extraordinaires que dans mes souvenirs. En fait, j'en achetais de temps en temps, mais pour les manger compulsivement et j'avais complètement oublié leur goût.
- Que je préférais largement d'autres types de chocolats.

Je n'ai plus jamais acheté de Kinder Pingui.

Pour aller plus loin

Dans ce chapitre, je vous propose de petits exercices que j'ai testés pour aller plus loin.

Attention : ce que je vous propose dans ce chapitre sont des **exercices**, des **pistes de réflexion**, pas des règles de vie immuables ! Je vous propose ici de tester les exercices, d'expérimenter, d'observer, ce ne sont aucun cas des règles à appliquer toute votre vie. Simplement, je sais qu'ils ont bien fonctionné pour déclencher l'observation de mes sensations, c'est pourquoi je vous recommande de tous les essayer !

Prendre la poudre d'escampette

Au début de ma démarche, j'essayais déjà de pratiquer l'alimentation consciente quand j'étais seule chez moi. Ne pas manger avec mes collègues représentait un défi supplémentaire pour moi qui avais l'habitude de déjeuner avec eux chaque midi.

Or, il était pour moi **quasi impossible de manger en conscience**, d'être attentive à mes sensations et en particulier la satiété qui peut être très discrète, au milieu d'une conversation animée.

J'ai donc pris la poudre d'escampette. Délaisser mes collègues – dont les conversations pouvaient être aussi animées que *Le Jeu de la Dame*[6] –, et aller manger sur un banc, ou encore dans un snack.

Encore aujourd'hui, **j'éprouve parfois le besoin de tout couper et d'être juste seule face à mon assiette**. De l'extérieur, cela doit sembler très étrange. Pourtant, si vous avez essayé les exercices que j'ai proposés, vous avez peut-être ressenti, vous aussi, ce bonheur d'écouter enfin son corps et de lui apporter ce dont il a besoin. D'avoir remis du carburant, nourri son corps, pris soin de lui. D'avoir écouté ses envies et mangé, sans culpabiliser. Le calme absolu d'être seule face à mon assiette. Prendre le temps de savourer chaque bouchée éclipse complètement le fait que je suis parfois assise sur un banc ou dans un parking.

Aller seul au restaurant

Le jour où j'ai mangé un délicieux burger-frites au restaurant, seule, bien droite, avec mon carnet à côté de mon assiette, a marqué un tournant pour moi.

J'avais toujours l'impression que les regards étaient braqués sur moi quand je mangeais quelque chose de calorique. Que je sois en compagnie d'amis, de collègues ou entourée d'inconnus, je me sentais mal, jugée. Comme s'ils mesuraient mon IMC qui flirtait avec la limite haute, calculaient les calories de mon assiette et allaient ensuite secouer la tête d'un air désapprobateur.

6. Série Netflix particulièrement haletante.

Cela ne m'est jamais arrivé, en revanche, j'ai découvert que cette peur portait un nom : l'effet *spotlight*. Ou, croire que tout le monde nous regarde alors que ce n'est pas du tout le cas !

Bien sûr, tout le monde n'est pas bienveillant non plus, surtout dans notre société où la minceur est vénérée. Une autre personne, à un autre endroit ou un autre moment aurait peut-être été réellement confrontée à des regards, voire des commentaires désobligeants.

J'avais une peur bleue du regard des autres au début de ma démarche. Je conseillerais d'y aller doucement, petit à petit. De commencer par manger en conscience chez soi avant de le faire dans des lieux publics. Avec la pratique, vous verrez que le bonheur d'observer ses sensations éclipse le reste.

Se faire plaisir… avec nos proches

J'avais l'habitude d'avoir honte de manger gras ou sucré, alors je commandais « sain » lors des sorties « restaurant » avec mes proches, pour finalement rattraper cette frustration une fois rentrée chez moi. Rien d'anormal, dans une société gouvernée par la minceur, les femmes filiformes et autres règles diététiques diffusées à la télévision et sur les réseaux sociaux.

Pourtant, manger ce que je voulais même en étant accompagnée a fait partie de ma démarche de paix avec la nourriture. Je vous conseille d'y aller doucement et de commencer en compagnie de vos proches dans un premier temps.

La première fois que j'en ai parlé à mes meilleures amies a marqué un tournant pour moi : la démarche n'était plus uniquement intérieure. J'en avais parlé à d'autres ! J'ai continué à le mentionner petit à petit quand je m'en sentais capable.

Mettre la table

Me renseigner sur la digestion et la satiété m'a permis de comprendre que manger debout, en cuisinant, en piquant dans un placard ou le réfrigérateur, dans les transports ou sur le canapé... ne comptait pas vraiment comme manger. Le cerveau **ne comprend pas que l'on mange** dans ces cas-là. Je suis donc revenue à prendre le temps et j'ai appris à mettre la table, joliment, à chaque fois.

Chez moi, je sortais ma **vaisselle préférée**, et une nappe si possible. Bien sûr, il m'est aussi arrivé de manger debout ou enfoncée dans mon canapé. Mais mettre la table était un coup d'accélérateur vers un repas en pleine conscience ! Et même à l'extérieur, je prenais un grand plaisir à disposer les aliments et les couverts pour que cela me donne le plus de satisfaction possible avant de commencer.

Garder la tête haute

Cela peut sembler tout bête, mais c'est l'un de mes conseils préférés.

Au début de ma démarche, pour rester consciente en mangeant, je me redressais pour observer les sensations dans mon ventre. Je me retrouvais la tête haute, le torse bombé, comme si j'étais extrêmement fière de moi. C'est bizarre, non ?

Finalement, j'ai adopté la pratique inverse : me souvenir de garder la tête haute… pour ainsi me redresser et mieux observer mes sensations.

Garder la tête haute m'a donné confiance en moi et m'a aidée à manger en conscience.

« Faim : 4 à 6/10, je dirais.

Je sens les parois de mon estomac, un creux à gauche, le creux du milieu. Je crois que j'ai envie de moelleux, de gras. Des œufs brouillés me viennent en tête, ou des viennoiseries. Du salé. Aïe, j'ai du mal à trouver.

Après m'être décidée pour des œufs et une viennoiserie, cata, je n'en trouve nulle part et j'erre dans tout le centre-ville. J'imagine que c'est normal. Je finis par en trouver, reste avec une faim évaluée entre 4 à 6/10, j'ai une légère nausée et un creux au cœur du ventre. J'ai un peu de mal à trouver la satiété. Le point au milieu de l'estomac est rempli – sensation de faim ou de satiété ? J'en veux encore parce que j'ai faim ou c'est bon ? Je suis rassasiée. Ma faim tombe à 1 ou 2, j'ai des sensations de faim atténués. »

octobre 2019

De la patience et des déclics

Dire : je suis consciente de manger sans faim

Jusqu'ici, j'ai proposé des exercices pour manger en conscience et écouter ses envies. Plus vous les pratiquerez, plus vous vous reconnecterez à vos sensations et apaiserez votre relation à la nourriture.

Néanmoins, ce ne sont que des exercices : parfois, dans la « vraie vie », il suffira d'une distraction, d'une perturbation émotionnelle pour perdre conscience de vos sensations et manger peut-être au-delà de votre satiété. Mais ce n'est pas grave ! Ce moment-là n'annulera pas tous les exercices précédents !

Même les jours où « tout allait bien », j'ai eu des jours sans. Même en écoutant régulièrement mes envies et en mangeant en conscience, j'ai eu des repas où mes vieilles habitudes reprenaient le dessus, où je mangeais au-delà de ma faim, ou sans faim. Je n'avais pas envie d'écouter mes sensations. Et c'est OK !

À certains moments, mes émotions fortes ou le stress prenaient le dessus. Parfois, le foodfighting l'emportait, sans que je ne sache exactement pourquoi.

Dans ces moments-là, plutôt que de me flageller pendant des jours – on reparlera de culpabilité plus tard –, j'ai simplement accepté de manger sans faim en disant : « Je suis consciente de manger sans faim ». Cela me faisait beaucoup de bien, plus que si j'avais essayé d'analyser la situation, mes émotions... comme je l'avais fait toute ma vie.

« Je suis consciente quand je mange, quand je mange sans faim, quand je mange quelque chose que je n'aime ou ne veux pas. Je crois que c'est l'étape la plus difficile. Pour le reste, je dois être bienveillante envers moi et laisser faire le temps. »

novembre 2019

Les déclics

Je me souviens très bien des moments que j'ai décrits dans cette partie : la bouchée de salade en conscience, les Kinder Pingui et mon plus beau set de table.

Rien que l'évocation de ces souvenirs et la beauté de ces moments constituaient une raison suffisante pour me pousser à écrire ce livre : je voulais que le monde entier puisse les vivre aussi !

« Hier a été une expérience incroyable, vivre en conscience chaque repas, chaque bouchée, accueillir la faim, la satiété. Comme si je n'avais jamais mangé de ma vie. J'ai hâte de recommencer, de vivre cette vie consciente ! »

septembre 2019

Toutefois, ces souvenirs ne sont rien à côté des déclics que cette période a apportés. Ces exercices ont permis de remettre en question mon rapport à la nourriture. Ils ont mis en marche mon inconscient. Même si je ne mangeais pas en conscience durant plusieurs jours, voire semaines, mon inconscient a continué de travailler. De chercher pourquoi. Et j'ai trouvé. Voici quelques-uns des déclics qui m'ont frappée sans crier gare, parfois dans les transports, ou le soir avant d'aller me coucher :

- Un souvenir d'enfance. L'un de mes plus anciens souvenirs, je devais avoir 4-5 ans. Je me suis remémoré cette soirée où ma tante me gardait et, alors que j'allais me coucher, m'a proposé un bout de chocolat. J'ai eu du mal à mettre le doigt sur le sentiment que j'ai éprouvé ce jour-là, mais à la réflexion, je crois que c'était de l'admiration. Mes parents ne mangeaient pas en dehors des repas et cette femme était tellement libre qu'elle pouvait manger du chocolat quand elle le voulait ! C'est mon interprétation aujourd'hui de ce vieux souvenir, que j'avais enterré pendant trente ans avant qu'il ne remonte à la surface en plein milieu de la démarche.
- Une réalisation nocturne. Un soir, je réfléchis à ma vie, et notamment aux différentes causes de mes difficultés alimentaires : à ma relation avec ma petite sœur, qui a toujours été conflictuelle et que j'avais toujours vue comme la cause de mes troubles alimentaires. Et là, je réalise qu'elle n'a probablement rien à voir là-dedans. C'est moi qui me suis tournée vers mon

assiette, et qui ai continué à le faire de mes 17 à mes 30 ans, quand j'ai quitté la maison. Parce que la nourriture, c'était la paix. La passion de ma maman qui cuisinait beaucoup. Le moyen de ramener le calme à table quand ma petite sœur ne voulait pas manger. C'est la paix que je cherche dans la nourriture, car quand je mange, tous mes problèmes disparaissent. C'est si simple que je me demande pourquoi je n'y ai jamais songé, mais maintenant cet aspect m'apparaît clair comme le jour.

Je vous raconterai d'autres déclics dans la deuxième partie du livre, mais j'imagine que vous l'aurez compris : la démarche de manger en conscience s'accompagne d'un travail au niveau de notre subconscient, et de déclics qui vont procurer encore plus de bien que les moments de plénitude que j'ai décrits !

Avant de conclure cette partie

« Beaucoup d'émotions hier, de réalisations.
Je cherche la paix dans la nourriture.
Je veux aider les autres.

Je veux m'accepter, m'aimer telle que je suis, voir ma force intérieure. Je cherche la *réponse à mon problème de nourriture, mais je l'ai déjà eue. Il n'y en a pas d'autre.*

Accepter mon corps, mon histoire,
la nourriture est *la réponse. C'est ce*
qui me donnera cette paix que je cherche
dans la nourriture.

J'ai déjà parcouru tant de chemin, mon
"problème" est quasiment réglé.

J'ai déjà beaucoup appris sur moi et gagné
en bienveillance et en amour pour moi.
Je suis magnifique, déterminée, rayonnante,
aimante et imparfaite, et je m'aime pour
cette imperfection. Pour ma patience,
ma gentillesse avec moi-même. [...]

Pour être moi, Ingrid, 15 ans de soucis
avec la nourriture et 3 ans d'amour. »

septembre 2019

J'aimerais que vous preniez un petit moment pour réfléchir aux chapitres précédents : manger en conscience, observer vos sensations de faim et de satiété. Observez ce que vous avez déjà accompli. Réfléchissez à ce que vous avez déjà fait :

- Si vous avez réussi à changer certaines choses dans votre comportement.
- Parmi les exercices proposés, lesquels avez-vous bien réussis ?
- Lesquels avez-vous moins réussis ?
- Comment auriez-vous pu faire autrement ?

Les exercices pour manger en conscience et écouter ses sensations sont une partie de la démarche que je présente ici, et faire la paix avec la nourriture prend du temps. Pour moi, cela a pris des mois, voire des années. Il est donc important que vous gardiez en tête ceci :

Ce que vous avez fait est déjà très bien.

Si vous pensez n'avoir absolument rien changé, tout d'abord ce n'est pas vrai car vous avez lu huit chapitres de ce livre ! Ensuite, il y a de nombreuses raisons qui peuvent l'expliquer : le travail, les imprévus, etc. ou alors ce n'est pas la bonne période pour vous.

La démarche est plutôt introspective et se marie parfois mal à notre vie trépidante. Aussi il est important pour moi que vous preniez un petit instant pour vous féliciter d'être toujours là après huit chapitres et de rester motivé même si rien n'a changé : peut-être n'est-ce pas le moment, et vous y reviendrez plus tard !

Partie 2

Changer ses pensées et ses habitudes

Comprendre le foodfighting

Dans cette deuxième partie, nous allons réfléchir à la manière d'instaurer l'habitude de l'alimentation consciente dans notre vie bien remplie. En effet, c'est une chose d'expérimenter l'alimentation consciente, et une autre d'instaurer cette habitude dans notre vie en lieu et place de la nourriture émotionnelle.

Pourquoi a-t-on envie de manger quand notre corps n'a pas faim ?

J'en ai parlé au début de ce livre : la première fois que j'ai entendu parler de nourriture émotionnelle, je me suis sentie si mal à l'aise que j'ai coupé la vidéo qui en parlait. C'était exactement moi. Entendre que le problème provenait de mes pensées et que perdre du poids ne le résoudrait pas était trop douloureux. J'allais devoir changer mes pensées, ma vie… la tâche me semblait insurmontable.

Quelques mois après ce jour-là, je suis tombée sur le podcast de la coach Brooke Castillo – qui parle de développement personnel mais également de perte de poids. Elle y propose un modèle que je trouve très intéressant pour expliquer notamment le fait que l'on mange sans faim.

Elle donne le modèle suivant :

Circonstance

↓

Pensée

↓

Émotion

↓

Action

↓

Résultat

Par exemple :

Circonstance : je rentre du travail après une longue journée et notamment une réunion où mon chef m'a critiquée.

Pensée : je n'en peux plus. Je vais m'acheter quelque chose à manger.

Émotion : contrariété.

Action : j'achète une baguette à la boulangerie et je la grignote.

Résultat : je me suralimente.

Les circonstances sont tout ce que l'on ne peut pas changer. Elles peuvent être des faits extérieurs, les personnes autres que nous, le poids affiché sur notre balance (on ne peut rien y faire sur le moment), essayer un vêtement et constater qu'il est trop petit, ou encore notre passé. Toutes ces choses **ne peuvent être changées**, y compris les paroles de nos proches.

En revanche, ces circonstances causent des pensées chez nous. Par exemple : « Oh non, il y a des gâteaux, je vais craquer. » ou « J'ai pris 1 kg, je suis grosse. » Ces pensées engendrent des émotions : colère, frustration, envie, culpabilité. Ces émotions peuvent être liées à un besoin (besoin d'être aimé par exemple), une peur ou un complexe.

Ce sont **ces émotions qui vont causer l'action** : par exemple, manger un aliment gras, grignoter sans faim, penser sans cesse à la nourriture, etc.

La bonne nouvelle est que ce modèle peut être modifié !

Si je reprends l'exemple précédent, et que je change la pensée qui suit la circonstance :

Circonstance : je rentre du travail après une longue journée et notamment une réunion où mon chef m'a critiquée.

Pensée : j'ai passé une longue journée, je vais me reposer en rentrant pour prendre soin de moi.

Émotion : amour.

Action : je n'ai pas eu besoin d'acheter quelque chose à manger pour calmer mon émotion.

Résultat : je me sens bien dans ma peau.

Appliquer le modèle de Brooke Castillo

La prochaine fois que vous mangerez sans faim, essayez d'identifier la circonstance, la pensée et l'émotion qui ont mené à cette action.

Puis essayez de modifier la pensée et l'émotion pour arriver à un résultat différent.

Ce modèle m'a fait un bien incroyable. Je m'en sers encore aujourd'hui pour comprendre mes pensées et mes actions. Au début, la tâche n'était pas aisée. Observer ses pensées a l'air simple sur le papier, mais, en pratique, c'était si difficile d'y réfléchir face à une boîte de chocolats. Je voulais juste les manger.

Dans certains cas, ce modèle m'a paru simpliste. Ma main se glissait dans le tiroir à gâteaux avant que je n'en prenne conscience. Comment observer mes pensées dans ce cas ? Le processus complet était inconscient ! C'est d'ailleurs pourquoi j'ai préféré inventer un mot pour remplacer le concept trop partiel de nourriture émotionnelle. J'avais vraiment l'impression de devoir me battre avec la nourriture, d'où le terme *foodfighting*.

Mais, à force d'y réfléchir, j'ai commencé à avoir des déclics. À force d'observer, de noter, j'ai commencé à comprendre mes pensées, et surtout, à les changer.

« "Ça a l'air bon", "J'en veux" devant les croissants… cette fois, la faim et l'envie ont parlé en plus de l'effet de groupe. Beaucoup d'émotions à observer ! »

mars 2019

Le cas qui m'a posé le plus de problèmes était les croissants apportés par les collègues au travail. Certains jours, l'envie était trop forte et je cédais sans pouvoir observer mes pensées ne serait-ce qu'une seconde.

Mais d'autres jours, j'arrivais à y réfléchir, à trouver l'émotion que je ressentais à ce moment-là. Pour m'aider dans cette tâche, j'ai constitué une liste – que vous retrouverez page 88 – de nombreuses émotions. En les lisant, j'arrivais mieux à trouver celle qui correspondait à ce que je ressentais.

Ces jours-là, lorsque j'avais trouvé quelle émotion je ressentais, je trouvais parfois la force de ne pas manger les croissants. Ma pensée était alors : « J'adore les croissants, mais je n'ai pas faim. Je vois que j'ai progressé avec ma démarche ! C'est super, je suis fière de moi. »

L'émotion (l'envie, l'ennui, etc.) faisait alors place à la fierté. Et je n'avais plus du tout envie de croissant.

Bien sûr, la démarche a été longue.

Au quotidien, nous n'avons pas l'habitude de contrôler nos pensées et nos émotions ! Comment faire dans ce cas ?

Émotions, besoins et peurs

Je vais lister des émotions, des besoins et des peurs afin de vous aider à remplir le modèle de Brooke Castillo.

Les besoins et les peurs sont là pour vous aider à identifier les pensées à la source d'une émotion « négative ». Une émotion « négative » peut en effet s'expliquer par :

- Un besoin non rempli : « je me suis disputée avec mon conjoint » signifie que mon besoin d'amour n'est pas rempli. Les émotions qui en découlent peuvent être de la tristesse ou de la solitude par exemple.
- Une peur : quand on a envie de manger les gâteaux par crainte qu'il n'y en ait plus, ce peut être la peur de manquer qui s'exprime. Les émotions qui en découlent peuvent être de l'inquiétude, de la peur, de la honte, etc.

Il m'a été extrêmement difficile de comprendre mes émotions et mes besoins au début de ma démarche. J'ai alors mené des recherches – en bonne ingénieure ! – et trouvé comment reconnaître une émotion, comprendre un besoin ou comment se manifestait une peur. Si ces chapitres vont certainement sembler simplistes aux spécialistes du domaine, il a été important pour moi de me constituer une liste, de me repérer. Une fois que je pensais avoir reconnu l'émotion ou le besoin, j'ai pu effectuer des recherches à ce sujet et déterminer si c'était ce que je ressentais ou non.

Pour faire simple : fiez-vous à vos sensations. Si la description d'une émotion vous fait réagir, il faut certainement creuser la question.

La liste des émotions « négatives »

Pour élaborer cette liste, j'ai reçu une aide précieuse de l'ouvrage *Le Langage universel du corps* de Philippe Turchet[7]. Il m'a beaucoup aidée à mettre le doigt sur certaines émotions en les cherchant dans la liste à partir de ces « symptômes ».

- **Révolte, colère, rage, fureur :** corps fermé (bras et/ou jambes croisés), sourcils froncés, bouche ouverte, menton relevé, visage rougi, poings fermés, gestes violents.
- **Dégoût :** corps fermé (bras et/ou jambes croisés), sourcils froncés, bouche tordue, menton relevé, mouvement de recul.
- **Mécontentement, mépris :** corps fermé (bras et/ou jambes croisés), sourcils froncés, menton relevé.
- **Ennui :** épaules baissées, menton relevé, bâillement, corps fermé (bras et/ou jambes croisés) ou recroquevillé, agitation (mains en mouvement).
- **Découragement, déception, mélancolie :** épaules baissées, menton baissé ou tête penchée, regard fuyant, corps fermé (bras et/ou jambes croisés).

7. Les éditions de l'Homme, 2013.

- **Tristesse, chagrin :** épaules baissées, menton relevé, lèvres tombantes, tremblements des lèvres, sanglots, tremblements, visage enfoui dans les mains, regard fuyant, corps fermé (bras et/ou jambes croisés).
- **Peur, crainte, surprise, choc** (pour le stress, voir ci-après) : yeux écarquillés, incapacité à bouger, bouche ouverte, respiration accélérée.
- **Culpabilité, honte** : tête baissée, visage enfoui dans les mains, rougissement.
- **Absence, indifférence :** palpitations du cœur, tête baissée, épaules montantes, calme.
- **Timidité, gêne :** épaules baissées, menton baissé, regard fuyant, rougissement, bégaiement, corps fermé (bras et/ou jambes croisés).

Cas du stress

Le stress n'est pas une émotion, mais un processus physiologique, qui se déroule comme suit :

- Événement stressant ;
- État de choc ou de surprise ;
- Libération d'adrénaline, qui implique :
  - L'irrigation des bras/jambes (pour pouvoir fuir) : énergie décuplée. On va remuer sur place, bouger les mains, tapoter des doigts sur la table, etc.
  - L'accélération du rythme cardiaque, des palpitations, une transpiration importante.

- La mise sur pause des autres organes (notamment le système digestif et la mémoire) : agitation, absence de réflexion (et pour un stress chronique, troubles digestifs, troubles du sommeil, de la mémoire).
- La nourriture viendrait ici nous occuper les mains, ou nous « apaiser », ou simplement répondre de manière automatique à une autre peur ou un autre besoin.

Les besoins

Il n'y a pas de case « besoin » dans le modèle de Brooke Castillo, pourtant, j'ai souvent observé que je mangeais parce qu'un besoin n'était pas rempli. Notamment le besoin de réconfort, qui faisait surface presque à chaque fois que je remplissais le modèle ! Les besoins peuvent vous aider à comprendre vos pensées derrière les émotions que vous ressentez.

Mais quels sont vos besoins ?

Un besoin est quelque chose que l'on doit satisfaire pour se sentir heureux, **dont voici une liste :**

- Besoins physiologiques (nourriture, sommeil, reproduction, etc.) ;
- Besoin de sécurité (environnement stable et prévisible, travail) ;
- Besoin d'appartenance et d'amour (appartenance à un groupe, amour et affection des proches) ;

- Besoin d'estime des autres (confiance en soi, reconnaissance des pairs) ;
- Besoin d'accomplissement de soi.

Les peurs

De la même manière que les besoins et les émotions, le foodfighting peut être causé par une peur. Je vous propose donc cette liste de peurs. Issue de mes recherches personnelles, elle est bien sûr incomplète et probablement inexacte, mais devrait vous aider à vous situer. Si vous avez vraiment du mal à savoir si une peur vous concerne ou non, je les ai accompagnées de manifestations physiques. Elles ne sont bien sûr pas à prendre au pied de la lettre !

La peur de l'échec

Une personne sujette à cette peur va être perfectionniste, exigeante envers elle-même, se mettre une pression inutile pour réussir.

Cause : elle peut être causée par une mauvaise image que la personne a d'elle-même, un manque de confiance en elle qui va induire le développement d'une forte anxiété d'échouer. Elle peut également être due à une pression importante sur la personne.

Manifestations physiques : rougissement, palpitations, transpiration, troubles digestifs, hyperventilation, évanouissement, etc.

La peur de l'abandon

La personne craint d'être abandonnée par ses proches. Elle va soit chercher à tout prix la sociabilité, soit au contraire (dans le cas de Dr House par exemple) éviter tout contact par peur d'être rejeté à nouveau et fuir dès qu'une relation deviendra sérieuse.

Cause : la personne a été rejetée (ou a cru être rejetée) dans le passé, enfance, adolescence et a peur d'être rejetée à son tour.

Manifestations physiques : il n'y en a pas vraiment, mais la peur de l'abandon se traduit par des relations courtes, une difficulté à entretenir une relation intime ou encore une sensation d'étouffement lorsqu'il y a un rapprochement.

La peur du jugement, du ridicule

La personne appréhende d'être jugée, de se rendre ridicule, de connaître la honte ou l'humiliation.

Cause : les causes sont multiples mais elles peuvent être liées à une humiliation dans le passé de la personne, ou encore une imitation d'un comportement qu'elle a pu observer chez des proches se comportant de la même manière.

Manifestations physiques : rougissement, palpitations, transpiration, frissons, etc.

La peur de la mort

La personne redoute de mourir (plus que de coutume).

Cause : cela peut être dû au décès d'un proche, à une personnalité anxieuse ou encore à un manque de confiance général en la vie à la suite d'un traumatisme passé (abandon en particulier).

Manifestations physiques : il n'y en a pas vraiment, mais la personne va éviter les risques, s'inquiéter, éventuellement manifester des peurs irrationnelles (comme la peur de monter dans une voiture ou un avion par exemple).

L'anxiété

La personne est anxieuse de manière générale, elle a tendance à s'inquiéter.

Cause : elles sont multiples et peuvent trouver leur source dans un traumatisme passé ou dans la personnalité de la personne.

Manifestations physiques : nervosité, irascibilité, fatigue principalement. Dans le cas d'une crise de panique, on aura également des palpitations, nausées, vertiges, etc.

Le complexe d'infériorité

La personne se sent inférieure, ne supporte pas que l'on fasse mieux qu'elle. Elle peut également être déprimée.

Cause : cela peut être dû à une éducation très stricte, une faible estime de soi, un manque (ne pas correspondre à un standard de la société), etc.

Manifestations physiques : agressivité, repli sur soi-même, tendance à se mettre en valeur, se vanter.

Le complexe de supériorité

La personne se sent inférieure, ne supporte pas que l'on fasse mieux qu'elle. Elle peut également être déprimée, mais elle va compenser par un sentiment de supériorité.

Cause : cela peut être dû à une éducation très stricte, une faible estime de soi, un manque (ne pas correspondre à un standard de la société).

Manifestations physiques : agressivité, repli sur soi-même, tendance à se mettre en valeur, se vanter.

Observer ses pensées

Comment observer nos pensées ?

Les pensées apparaissent dans un endroit bien particulier : notre esprit. C'est lui qui tourne en boucle à mille à l'heure chaque jour, lui qui nous pollue en permanence avec l'image du gâteau que vous avez aperçu dans une boulangerie. La faim n'a rien à voir là-dedans.

Quand j'ai commencé ma démarche de paix avec la nourriture, j'étais déjà professeure de yoga et je méditais depuis quelques années.

J'ai compris, peu après avoir découvert le modèle de Brooke Castillo, que ma pratique de la méditation me serait très utile pour observer mes pensées.

Débuter la méditation pleine conscience

Méditer, ce n'est pas s'asseoir et arrêter de penser, contrairement aux croyances. Au contraire, c'est un moment de pause, de pleine conscience, où vous allez vous observer. En méditant régulièrement, même quelques minutes, vous vous entraînez donc à observer vos pensées pour pouvoir leur appliquer le modèle de Brooke Castillo !

Si vous n'avez jamais médité, je vous recommande la méditation guidée, plus facile à suivre pour un débutant.

Je vous propose quelques liens et applications pour vous initier (voir page 100).

La méditation guidée : c'est quoi ?

Il s'agit de méditations où un coach vous guide. Idéales pour les débutants, elles permettent :

- **d'être concentré** : le coach va vous dire sur quoi vous focaliser : votre respiration, les mouvements de votre ventre, les sensations dans votre corps, les bruits extérieurs… l'idéal quand vous n'avez jamais médité.
- **de ne pas (trop) perdre le fil** : souvent au début (mais aussi après !), l'esprit peut se mettre à vagabonder à n'importe quel moment, et on a l'impression de ne pas méditer, d'échouer. La méditation guidée permet de vous ramener en permanence au sujet de la méditation.
- **d'avoir confiance en soi :** perdre le fil peut laisser penser que l'on a raté sa méditation, que l'on est nul… surtout au début. Le coach de méditation guidée se charge de vous rappeler que c'est totalement normal et que ce que vous faites est déjà très bien.

« J'ai médité trois heures le mois dernier.
Il semblerait que je sois en train de changer. »

13 octobre 2016

Je crois que sans ma pratique de la méditation, je ne serais pas allée bien loin dans ma démarche de paix avec la nourriture. Elle m'a beaucoup appris : à persévérer malgré les petits échecs, à ne pas porter de jugement sur ce qu'il m'arrivait, mais observer et comprendre.

Attention : même si je comptais quelques années de méditation à mon actif avant de débuter ma démarche, ce n'est pas nécessaire à mes yeux pour commencer à observer ses pensées. Je pense même que vous pouvez vous y mettre dès aujourd'hui !

Pourquoi la méditation fonctionne-t-elle pour le foodfighting ?

J'ai parlé du côté « inconscient » du foodfighting, de ma main qui se dirige « seule » vers les gâteaux : c'est cet aspect qui m'a conduite vers la méditation.

Je ne souhaite pas m'étendre sur l'aspect scientifique de la méditation, mais disons qu'elle permet de **passer d'un système nerveux à l'autre.** De l'état « inconscient de ses pensées » à l'état « conscient ». Je l'ai observé dès que j'ai commencé la méditation : mes journées ne débutaient plus « la tête dans le guidon », mais je commençais à prêter attention à mes pensées, à celles des autres.

Pour moi, le modèle de Brooke Castillo seul ne suffit pas et doit être accompagné d'une pratique méditative.

J'ai essayé… mais je n'arrive pas à méditer !

Votre esprit peut être occupé par mille pensées à la minute : c'est normal qu'interrompre leur flot soit difficile, que vous trouviez cela un peu bizarre ou encore que vous vous endormiez ! Voici néanmoins quelques conseils.

- **« Je perds le fil tout le temps, je pense à plein de choses »** : c'est complètement normal au début ! Il m'a fallu plusieurs mois avant de faire des méditations où je ne perdais pas le fil plusieurs fois. L'essentiel est de l'accepter et de revenir tranquillement au sujet. Cela fait même partie de l'apprentissage !
- **« Je n'arrive pas à me concentrer, je m'ennuie »** : c'est également normal ! L'attention est comme un muscle qui se travaille : plus vous pratiquerez, plus ce sera facile pour vous.

Aujourd'hui, il m'arrive encore de passer des méditations « agitées » avec plusieurs pensées qui débarquent !

Mon conseil numéro 1 serait de commencer par de petites méditations. Certaines parmi les liens que j'ai répertoriés ne durent que trois minutes et peuvent suffire à nous apaiser ! Vous pouvez également commencer par le yoga si vous préférez bouger.

Les meilleures chaînes et applications de méditations guidées

Vous pouvez prendre des cours auprès d'un centre de yoga ou d'un professeur de méditation : **je vous recommande l'expérience** ! Mais pour vous lancer au début, de nombreuses séances sont disponibles gratuitement sur Internet et certaines sont de vraies pépites ! Voici mes préférées :

- **la chaîne « Bulles de sérénité » de Cédric Michel** sur YouTube : gratuite, elle comporte une profusion de méditations pour débutants et confirmés. N'hésitez pas à commencer par ses vidéos les plus courtes ;
- **l'application « Petit Bambou » ;**
- **l'application « Insight Timer » ;**
- **sur Netflix : « le guide Headspace de la méditation » ;**

Débuter la méditation maintenant !

Plutôt que de disserter longuement sur le sujet, je vous propose d'essayer !

Direction www.faimdeliberte.fr puis la rubrique « Méditations » : vous y trouverez une **petite méditation toute simple**, accessible aux débutants comme aux habitués.

Vous pouvez l'écouter dans les transports en commun ou à la maison : il vous suffit de fermer les yeux et de vous laisser guider. Alors, convaincu ?

Ne pas chercher à changer ses pensées tout de suite

Vous l'aurez compris, le principe de la méditation et du modèle de Brooke Castillo est de surveiller son esprit, de se détacher de lui pour l'observer, notamment dans nos moments propices au foodfighting (pendant le brouhaha mental, lorsque notre main se faufile toute seule dans le tiroir à gâteaux par exemple). Petit à petit, vous commencerez à reconnaître ces pensées négatives qui créent les crises de foodfighting ou encore vous dévalorisent.

À cet instant, surtout, n'essayez pas de changer radicalement vos pensées ! Cela peut engendrer l'effet inverse et mener à une sensation d'impuissance. Observez vos émotions, vos pensées avec curiosité.

Je sais que c'est plus facile à dire qu'à faire. Pour ma part, je me souviens surtout de la frustration lorsque je ne comprenais pas mon envie de manger. Ou de mon impuissance à m'observer. Je vous conseille de voir cette étape comme la première d'un long chemin et de cultiver la bienveillance envers vous-même.

Prenons un exemple : si un enfant fait une grosse bêtise, vous pouvez soit lui hurler dessus à quel point il a tort, soit lui expliquer calmement et avec bienveillance pourquoi il vaut mieux éviter de recommencer, ou encore vous pouvez chercher à comprendre pourquoi il a fait cette bêtise.

Il en est de même ici : observez-vous, prenez votre temps, soyez bienveillant envers vous-même, mais n'essayez pas de changer radicalement sans chercher à vous comprendre. Cela reviendrait à vous hurler dessus que vous avez tort. Non seulement vous vous sentirez mal, mais cela ne vous aidera pas à comprendre en quoi vous pourriez avoir tort. Nous aborderons le changement dans le chapitre suivant.

Trouver la source de nos pensées négatives

Grâce à la pleine conscience, vous allez commencer à observer votre esprit, être plus conscient et réaliser à quel point vous baignez dans les pensées négatives à longueur de journée. Pas de panique, c'est normal !

Des milliers de pensées traversent notre esprit chaque jour. Forcément, si rien que la moitié est plutôt négative, cela en représente beaucoup. En fait, c'est comme si une voix vous répétait en permanence que vous êtes nul, sans volonté, etc.

Changer ses pensées peut paraître difficile : elles sont si nombreuses ! Pourtant, c'est primordial. Selon le modèle de Brooke Castillo, les pensées créent des émotions qui causent les actions. Donc si l'on suit un régime, on essaie de faire l'action (manger sainement) alors qu'on est envahi de pensées négatives, dévalorisantes : « Je suis grosse, je n'ai pas de volonté », etc.

J'ai éprouvé beaucoup de difficultés à accepter de ne pas toujours comprendre l'émotion, simplement ressentir une « poussée », comme si tout mon corps se dirigeait vers les gâteaux. Aujourd'hui, j'ai compris que ce n'était pas parce que je ne la comprenais pas qu'elle n'était pas là. J'associais la nourriture au réconfort, au plaisir, mais aussi à la punition – je me punissais en mangeant. Réfléchir à mes pensées, mes émotions au quotidien m'a permis de planter des graines et d'acquérir de puissants déclics, parfois des mois après, sur la nature de ces émotions.

Nous aurons toujours ces pensées, même de manière inconsciente, en suivant un régime. Le seul moyen de les changer, c'est de changer les émotions qui les créent. Mais en suivant un régime, on combat nos émotions au lieu de les changer.

Comprendre l'émotion à la source du foodfighting est donc essentiel. C'est ce que nous allons voir dans ce chapitre.

Comprendre notre habitude

Une habitude est une réponse automatique, activée pour atteindre un objectif. Notre cerveau consomme 20 % de notre énergie et il cherche sans cesse à en économiser, d'où l'existence de nos habitudes !

Par exemple, le matin, vous n'avez pas besoin de mobiliser toute votre volonté ni de faire des choix pour vous brosser les dents, vous doucher, vous habiller et partir au travail. Vous effectuez les mêmes actions par habitude sans y prêter trop attention, par « réflexe », et vous pourriez les faire en pensant à autre chose sans problème.

Si je n'avais aucune mémoire, le modèle de Brooke Castillo ne fonctionnerait pas. Pourquoi des croissants causeraient-ils une lutte intérieure, l'impression de ne pas avoir de volonté ?

Parce que ce n'est pas la nourriture qui est le problème ! Les croissants sont une circonstance externe, neutre. Ils n'auront pas du tout le même effet sur mon collègue qui n'a pas ce comportement face à la nourriture.

La source de ce modèle est mes **expériences passées**. Sans elles, le modèle ne tient pas du tout la route. C'est dans mon passé que j'ai appliqué ce modèle une première fois : j'ai compris que manger (un croissant par exemple) apaisait une émotion négative, comblait un ou plusieurs besoins. Pour ma part, cette habitude remonte à l'enfance, pour d'autres ce peut être une expérience traumatisante.

À ce moment-là, j'ai instauré une habitude : celle de manger. Et, à nouveau, voici pourquoi je préfère parler de foodfighting : pour moi, **manger sans faim était une habitude**, parfois déclenchée par une émotion, parfois automatique à un point que j'étais incapable d'identifier la pensée ou l'émotion qui lui avait donné naissance.

En revanche, pour le collègue en question, la présence de croissants sur la table est un fait neutre, associé à aucune émotion particulière. Ils ne déclencheront aucun brouhaha mental.

J'aimerais d'ailleurs ouvrir une parenthèse : les expériences passées, la nature du traumatisme n'importent pas ici. Je n'ai jamais vraiment trouvé quel était le problème chez moi, malgré des nuits passées à y réfléchir, des pages et des pages de carnet noircies sur la question… Je pense que c'est parce qu'il n'y a pas eu de moment avec un grand M, un moment insoutenable qui m'a fait basculer. Je crois plutôt que c'est un ensemble : l'importance de la nourriture au sein de ma famille – et notamment mes grands-parents qui avaient connu la guerre –, le fait que j'étais gourmande et aimais bien manger, que j'étais un peu plus ronde que mes camarades, que ma petite sœur mangeait peu et que finir mon assiette montrait que j'étais sage…

J'ai mis plusieurs mois à comprendre ceci. Encore aujourd'hui, je me demande si je ne vais pas, un jour, avoir un énorme déclic qui liera mon passé et la nourriture. Même si cela reste possible, je pense avoir fait le tour de la question, et surtout avoir commencé à accepter qu'il n'y eût pas de réponse miracle qui mettrait fin à mes problèmes. Il y a juste cette habitude que j'ai prise et ma volonté de la changer.

Créer le chemin dans notre tête

Quand on a instauré une habitude, notre cerveau l'automatise. Il crée un lien direct entre la circonstance et l'action. Toutes les fois où l'on a fait du foodfighting, on a renforcé ce raccourci dans notre tête, que j'aime appeler « la voie rapide ». L'habitude s'est ancrée en nous.

Mais manger en conscience, observer ses sensations, changer ses pensées et plus généralement toutes les fois où vous choisirez de ne pas emprunter la « voie rapide », vous créerez un autre chemin dans votre cerveau. Alors, oui, c'est à peine un chemin praticable à ce stade, il y a encore des cailloux partout sur la route… mais c'est possible. Chaque repas en conscience, chaque note dans votre carnet, chaque fois que vous choisirez de ne pas répéter votre habitude renforcera le chemin, l'aplanira, l'améliorera. Et un jour, il sera aussi une voie rapide.

Choisir ses pensées

À ce stade, vous vous demandez peut-être par quelles pensées remplacer celles que vous avez actuellement par rapport à la nourriture. Pour cela, je vous propose un petit exercice.

Quand vous aurez appliqué plusieurs fois l'exercice du modèle de Brooke Castillo, prenez une feuille, séparez-la en deux colonnes et notez à gauche : ANCIENNES PENSÉES et à droite : NOUVELLES PENSÉES.

Dans la colonne de gauche, notez les pensées que vous avez eues en faisant l'exercice, mais vous pouvez aussi piocher dans la liste ci-dessous si ce sont des pensées que vous avez déjà eues :

- Je l'ai bien mérité.
- Je n'ai pas de volonté.
- Je ne suis bon à rien.
- C'est trop difficile.

- Je le ferai demain.
- Foutu pour foutu...
- J'en ai envie.
- Cela a l'air délicieux.
- Je ne peux pas résister.
- J'ai eu une mauvaise journée.
- Je ne suis pas assez...

Puis notez à droite, face à chaque pensée, deux ou trois pensées que vous aimeriez avoir à la place. Essayez d'éviter les tournures négatives et de leur préférer les tournures positives, au présent et commençant par « je » (« j'affronte mes peurs », « je suis courageux »).

Par exemple :

- Je l'ai bien mérité ➔ Je mérite de prendre soin de moi et de mon corps/Je mérite de m'aimer/Je mérite d'être en paix.
- Je ne suis pas assez... ➔ Je suis digne d'être aimé/je mérite d'être heureux.
- Je n'ai pas de volonté ➔ Je suis fort, courageux.
- C'est trop difficile ➔ Je suis patient/je prends soin de moi/je progresse chaque jour.
- Je le ferai demain ou j'ai eu une mauvaise journée ➔ Je prends soin de mon corps chaque jour.
- Cela a l'air délicieux ➔ J'écoute ma faim pour prendre soin de mon corps/Je prends soin de mon corps/Je suis en paix avec la nourriture/J'aime mon corps.

Cela peut vous sembler étrange de noter ces pensées alors que vous n'y croyez pas encore. Si elles vous semblent à des kilomètres de votre situation actuelle, ne les notez pas et choisissez-en d'autres, avec « j'apprends » par exemple : si « j'aime mon corps » vous semble difficile, vous pouvez essayer « j'apprends à aimer mon corps » !

L'impact de cet exercice ne sera pas immédiat. Comme la méditation, il est à pratiquer au quotidien, pour repérer le modèle de Brooke Castillo lorsqu'il arrive et remplacer les pensées qui nous poussent à manger par d'autres, qui nous font nous sentir bien.

J'ai appliqué cet exercice pendant plusieurs mois et je continue de le faire régulièrement. Je ne dis pas que je parvenais à identifier les pensées « négatives » une fois devant la nourriture. Au contraire, en général, ce n'était pas le cas. Je me retrouvais en plein brouhaha mental sans comprendre d'où il venait, quelle pensée, quelle émotion était à la source de tout cela. Mais j'ai continué. J'ai aussi répété chaque jour les phrases suivantes :

- Je suis magnifique.
- Je suis en paix.
- J'ai confiance en moi.

Au début, j'avais du mal à croire que choisir ces pensées plutôt que d'autres allait fonctionner pour remplacer mon habitude. Que cela pouvait être aussi simple. Effectivement, les premières semaines, je n'ai rien remarqué de différent. Je me retrouvais toujours en plein brouhaha mental sans comprendre pourquoi.

Les changements se sont opérés de manière progressive, encore une fois. Me répéter tous les jours « je suis magnifique », « je suis en paix », « je vais passer une super journée » a fini par influencer ma façon de penser, et m'a aidée à repérer les fois où je pensais différemment.

Je me souviens notamment de conflits au travail (toujours avec la même personne) qui me minaient le moral pour le reste de la journée. Quelques heures après, j'étais souvent tentée de grignoter. Difficile de faire le lien avec cette personne car parfois une dizaine d'heures s'étaient écoulées depuis le conflit !

Mais une fois arrivée devant la boulangerie, je sentais que quelque chose clochait. Que l'énergie que j'avais ressentie le matin même en me disant « je suis magnifique, je suis sereine » n'avait rien à voir avec celle que je ressentais à ce moment-là – une envie de grignoter en « débranchant mon cerveau ».

Je retraçais le fil de ma journée et retrouvais le conflit avec cette personne. Là, je comprenais. L'émotion que je ressentais, c'était de la frustration, de la colère ! Elle dormait en moi depuis le conflit avec la personne et allait rejaillir sous forme d'envie de grignoter.

Une fois cette émotion identifiée, je pouvais appliquer le modèle de Brooke Castillo. Par exemple, m'autoriser à vivre cette colère – la pensée devenait « je m'autorise à vivre mes émotions », « je prends soin de moi ».

Ce n'est qu'un exemple parmi tant d'autres, mais cet exercice, pratiqué au quotidien et couplé à la méditation, a radicalement changé ma façon de penser.

On pourrait le résumer ainsi : j'ai compris que je pouvais changer TOUTES mes pensées. Celles qui me faisaient croire que la vie était injuste, que mon passé avait une importance dans ma relation à la nourriture, que j'avais un « métabolisme difficile pour perdre du poids », que je n'avais pas confiance en moi, etc.

J'ai appris que si je le voulais, je pouvais décider de changer ma pensée « c'est trop dur, mes journées sont difficiles » en « même si ma journée n'est pas parfaite, je peux trouver de l'apaisement et prendre soin de moi ». Sans que ce soit une obligation, car je passe aussi fréquemment des journées difficiles, et tout va bien ! Je ne me force pas à vivre dans le positif en permanence, mais j'ai appris que j'avais le choix de me créer des pensées positives quelles que soient les circonstances.

Tenir le journal de vos pensées et vos émotions

L'outil qui m'a le plus aidée pendant cette phase d'observation, c'est tout simplement un carnet. Non seulement pour essayer de noter : circonstance, pensée, émotion, action, mais aussi pour écrire un peu chaque jour. J'ai commencé l'écriture intuitive – écrire les pensées qui me viennent en tête sur une page de journal chaque matin – en 2015 et je pense qu'elle a été un précieux atout dans ma démarche.

Observer le moment

Prenez un carnet. Imaginez-vous en pleine crise de foodfighting. Vous pouvez également appliquer l'exercice dans le cas du brouhaha mental.

- **Quel est l'élément déclencheur de la crise ?**
- **Quelle est mon émotion ? Mon besoin ? Ma peur ?**
- **Quelles pensées ai-je en ce moment même ? Pourquoi me poussent-elles à manger ?**
- **Au moment où je mange, comment je me sens ?**

C'est encore très flou ? C'est normal ! Dans les chapitres suivants, nous allons passer en revue différentes émotions, peurs et besoins pour vous aider à vous repérer.

Et vous allez voir débarquer vos souvenirs d'enfance, cogiter, etc. Quand j'ai entamé ma démarche, j'ai dû passer des soirées entières à explorer mon enfance avec mon conjoint ! Observez ce qui vous arrive, en douceur, et couchez les mots sur le papier lorsque cela devient compliqué à gérer. L'écriture a un pouvoir thérapeutique : en écrivant, on transpose son problème de la tête au papier.

Ces souvenirs d'enfance qui déferlent sont totalement normaux à partir du moment où vous explorez les émotions à l'origine du foodfighting. Essayez simplement de ne pas leur consacrer trop d'énergie. Le passé est passé, la voie rapide est déjà là et vous ne pourrez pas la détruire. Construire le chemin, en revanche, est possible !

Quand j'ai commencé ma démarche, je peinais à comprendre mes émotions. J'essayais d'y penser à chaque fois que j'étais « poussée » vers de la nourriture en dehors des repas. Certaines fois, je cédais tout de suite, car l'appel et la « poussée » étaient trop forts.

D'autres fois, je parvenais à observer mes pensées, mais non à les comprendre. Ni à émettre des hypothèses, comme : c'est sûrement de l'envie. Ou de l'ennui… Bien sûr, je n'avais jamais le fin mot de l'histoire. Mais ces moments-là ont suffi pour commencer à changer les choses et pour semer des graines, chaque jour, dont j'ai récolté les fruits des mois plus tard, soit en mettant en place le chemin dans ma tête, soit en ayant des déclics qui m'apparaissaient de temps en temps et me permettaient de comprendre d'où venait mon habitude.

Aujourd'hui, j'ai encore des « pulsions », des envies effrénées d'un aliment, d'un plat… mais elles se font rares. Je pense notamment à mes débuts dans l'entrepreneuriat, où j'étais très stressée, travaillais énormément et avais des envies de sucre irrépressibles. J'ai souvent cédé à ces pulsions, mais j'ai toujours cherché à comprendre l'émotion qui se cachait derrière elles.

Créer une nouvelle habitude… avec la visualisation et l'état d'esprit

Avant d'aller plus loin, j'aimerais vous parler de la visualisation et de l'importance de cultiver un état d'esprit positif.

Nous parlions des émotions négatives et de la manière dont elles se répercutaient sur nos actions. Si on les changeait en émotions positives et que vous vous trouviez physiquement parfait, feriez-vous toujours du foodfighting ? Ce qui est sûr, c'est qu'être dans un état d'esprit positif aide beaucoup à instaurer l'alimentation consciente dans notre vie.

Le cerveau peut apprendre !

Rappeler ce point me semble important pour commencer. Le cerveau est « plastique », il peut apprendre, créer de nouveaux chemins neuronaux… à tout âge : la création de nouveaux neurones peut se faire jusqu'à 90 ans ![8]

Selon une croyance populaire, le cerveau a besoin de trois semaines pour prendre une nouvelle habitude. Cette durée est fortement remise en doute par certaines études[9], qui constatent que la durée serait **plutôt de**

9. https://www.huffingtonpost.fr/james-clear/combien-de-temps-faut-il-pour-prendre-une-habitude-selon-la-science_b_5131357.html

deux mois en moyenne, voire six mois. Finalement, six mois, ce n'est pas grand-chose si cela vous permet de faire la paix avec la nourriture pour toute la vie !

Le cerveau ne distingue pas toujours « visualisation » et « réalité »

Des études[10] ont permis de réaliser des expériences dans lesquelles des patients **augmentaient leur masse musculaire ou apprenaient à jouer du piano simplement avec la visualisation**. On a du mal à comprendre ce phénomène, mais, ce qui est sûr, c'est que la ligne entre visualisation et réalité est ténue.

Mon interprétation personnelle est, lors d'une visualisation, qu'une partie de votre cerveau sera consciente que vous n'êtes pas en train de le faire, mais **d'autres parties pourront en revanche observer vos émotions, sensations, ancrer dans votre esprit que vous en êtes capable, créer une habitude**... et dans le cas de l'hypnose, c'est cette partie qui prend le dessus.

10. A. Pascual-Leone, N. Dang, L. G. Cohen, J. P. Brasil-Neto, A. Cammarota et M. Hallett, 1995, « Modulation of muscle responses evoked by transcranial magnetic stimulation during the acquisition of new fine motor skills » *Journal of Neurophysiology*, 74(3): 1037-1045
https://www.science-et-vie.com/archives/quel-est-le-pouvoir-de-l-esprit-sur-le-corps-34817

Se créer la parfaite visualisation

Quel est votre objectif ?

Être en paix avec la nourriture ? Perdre du poids ? Arrêter les régimes ? Passer sereinement les repas de famille, sans brouhaha mental ? Posez-vous ces questions ou notez sur une feuille tout ce que vous aimeriez faire. Puis, choisissez les phrases les plus percutantes pour vous, celles qui vous touchent le plus, vous insufflent de l'émotion simplement en les lisant.

Ensuite, prenez une autre feuille et essayez de décrire une situation correspondant à l'atteinte de cet objectif. Par exemple, un repas de famille serein, vous qui franchissez la ligne d'arrivée d'une course ou encore un compliment adressé par un proche, etc.

Vous l'aurez compris, j'entends par là que vous devez construire une image la plus précise possible. En particulier, au niveau de vos sens et émotions.

Que voyez-vous / entendez-vous / sentez-vous ?

Par exemple, si votre but est de manger en conscience à votre prochain repas, visualisez la table, les aliments dans votre assiette, leur odeur, les personnes qui seront autour de vous... tout ce qui pourra duper votre cerveau, pour qu'il y croie ! Vous pouvez également visualiser des détails : la couleur de l'assiette, les couverts par exemple.

Quelles émotions ressentez-vous ? Quelle est celle qui prédomine ?

Imprégnez-vous vraiment de ces émotions (joie, fierté, accomplissement, etc.). Une partie de votre cerveau va y croire pour de vrai !

Les sportifs se visualisent réussir leur épreuve juste avant de commencer, par exemple en athlétisme. Je l'ai vécu aussi, et, pour changer de la nourriture, je voudrais vous raconter l'expérience. Moi qui ai commencé la course à pied en 2013, suivie d'une pratique très paresseuse et irrégulière, je me suis mis en tête en 2015 de courir le marathon de Barcelone en mars 2016. Mon dernier semi-marathon datant de novembre 2013, autant dire que mon seul objectif était de finir.

J'ai commencé les visualisations à l'été 2015, tout en me mettant à courir plus régulièrement. Début janvier, je commençai l'entraînement, après une copieuse période de fêtes. Pendant deux mois, j'ai couru sous la neige, la pluie, dans le froid... mais **chaque jour, je franchissais la ligne d'arrivée dans ma tête**.

J'étais lucide : je n'avais jamais couru aussi longtemps et j'avais lu de nombreux témoignages de coureurs forcés d'abandonner pour des raisons de santé. Leur corps disait « stop », sans parler du fameux « mur » des 30 km où l'on a épuisé toutes ses réserves. Je n'allais pas mettre ma santé en péril, mais espérais faire du mieux que je le pouvais.

Le jour J, j'ai avancé vers cette fameuse ligne. Et, 4 h 44 plus tard, je la franchissais. **Les visualisations m'ont aidée à ne pas abandonner, à garder la motivation** quand la météo était exécrable, à **croire en moi** malgré mon peu d'expérience en course à pied, à me focaliser sur mon objectif. Elles m'ont poussée à en parler à mes proches, ce qui m'apportait un soutien supplémentaire.

Peu après, je commençai la visualisation dans le cadre de ma démarche de paix avec la nourriture, dont vous connaissez la suite. Je suis persuadée que la visualisation aide énormément sur notre chemin de paix avec la nourriture. Elle ne fait pas tout, mais représente une aide précieuse pour changer nos émotions, jour après jour.

Cultiver un état d'esprit positif

C'est bien beau de se visualiser, mais cela ne peut suffire à faire la paix avec la nourriture.

Quand je lis les commentaires de personnes écoutant mon podcast sur le foodfighting, **la confiance en soi** revient la majeure partie du temps : « Je dois me ressaisir », « Je ne suis pas capable d'y arriver », « C'est trop dur, je vais craquer ». C'est faux, c'est dans votre tête, mais cela peut être ancré très profondément, notamment à cause du **syndrome de l'imposteur** (cette voix dans votre tête qui vous dit que vous êtes nul, que vous n'y arriverez jamais). La visualisation est un bon moyen de faire taire cette voix en lui imposant les images de votre réussite, mais il en existe un encore plus puissant : l'effet Momentum (voir page 119).

Parenthèse : La motivation et pourquoi elle ne sert à rien

On pourrait tergiverser longtemps sur ce qu'est réellement la motivation, mais voici ma définition en version foodfighting : la motivation, c'est la volonté (d'observer ses pensées au quotidien, de manger en conscience, etc.), même si l'on n'a pas envie ou que l'on a de nombreux imprévus.

C'est un défi pour nous. Observer ses pensées, c'est « difficile », cela implique de se confronter à la peur de l'échec, à notre moi intime. Le moment venu, il est très tentant de laisser tomber.

Au sujet de la volonté, j'ai plusieurs choses à vous dire, notamment apprises dans le livre *L'Instinct de volonté* de Kelly McGonigal[11], que je résumerais ainsi :

Voyez la volonté comme une « jauge de points de vie » que vous pourriez avoir dans un jeu vidéo. Elle est maximale après un bon repos, quand on se sent bien dans notre peau, quand on n'a pas passé une journée émotionnellement chargée et que l'on est en bonne santé. C'est notamment pourquoi grignoter le soir en rentrant du travail est très tentant ! Parce que la jauge de volonté a été vidée tout au long de la journée.

En résumé : vous ne pouvez pas compter sur votre seule volonté ! Un conflit avec un proche, une journée compliquée… et elle s'envolera.

Pour moi, prendre confiance en soi est primordial pour réussir !

Le pouvoir des habitudes : l'effet Momentum

J'ai parlé de grignoter le soir en rentrant du travail, mais il existe des actions que vous faites même si la journée fut harassante, les enfants insupportables ou votre sommeil inexistant. Par exemple : le brossage de dents.

Effectivement, ce rituel ne prend que quelques minutes. Mais certains soirs, je suis sûre que vous avez envie de filer au lit tant la fatigue est forte ou la journée insupportable. Et pourtant, vous vous brossez les dents de manière automatique, sans y penser. Alors oui, c'est bon pour la santé, mais manquer un soir ne changerait rien à l'état de vos dents.

Pourquoi le faites-vous ? C'est tout simple : vous en avez pris l'habitude. C'est devenu un réflexe que vous faites même sans réfléchir.

Voilà pourquoi j'insiste à ce point sur l'habitude du foodfighting à remplacer par une nouvelle habitude : celle d'observer ses pensées. Pour qu'elle soit aussi naturelle et automatique que le brossage de dents !

À ce sujet, il me reste un atout pour ancrer l'habitude dans votre vie : l'effet Momentum.

L'effet Momentum vient du domaine de la finance, où des chercheurs ont observé que le cours des actions qui a augmenté dans les mois précédant l'étude a tendance à poursuivre sa hausse dans les mois à venir et que les actions qui ont stagné continuent de rester à la traîne.

En reformulant en version foodfighting, on pourrait dire : si, au cours des derniers mois, vous avez enchaîné les victoires, vous serez très motivé à continuer sur votre lancée, tandis que si vous avez l'impression de vous égarer régulièrement, vous aurez tendance à être découragé. Attention, je ne veux pas dire par là qu'il est impossible de s'en sortir quand on a enchaîné les échecs ! Justement, il suffit d'enchaîner quelques petites victoires pour changer son état d'esprit et reprendre confiance.

Pour ma part, cet effet m'a accompagnée durant toute ma démarche. Me souvenir de toutes ces fois où j'ai observé mes pensées et le chemin parcouru m'a encouragée à continuer encore et encore.

Combiné à la visualisation, c'est ce qui m'a poussée à appliquer la démarche le plus souvent possible !

Créer une nouvelle habitude... en pratique

La pyramide de Maslow

En cherchant à observer mes pensées au quotidien, je me suis heurtée à de nombreux murs, et j'aimerais vous en parler ici. Car ils ne m'ont pas empêchée d'avancer !

Le premier est très simple à illustrer à l'aide de la pyramide de Maslow, utilisée en psychologie pour hiérarchiser les besoins (voir aussi le chapitre Émotions, besoins et peurs).

Même s'il s'agit d'un modèle critiqué, la pyramide de Maslow constitue une base sérieuse pour expliquer que l'on n'a pas toujours l'énergie mentale nécessaire pour observer ses pensées.

Les besoins figurant sur la pyramide doivent être satisfaits dans l'ordre, de bas en haut.

Il vous faudra d'abord avoir un toit sur la tête, de quoi manger et boire... avant de pouvoir monter la marche, c'est-à-dire dégager de l'énergie pour chercher la sécurité.

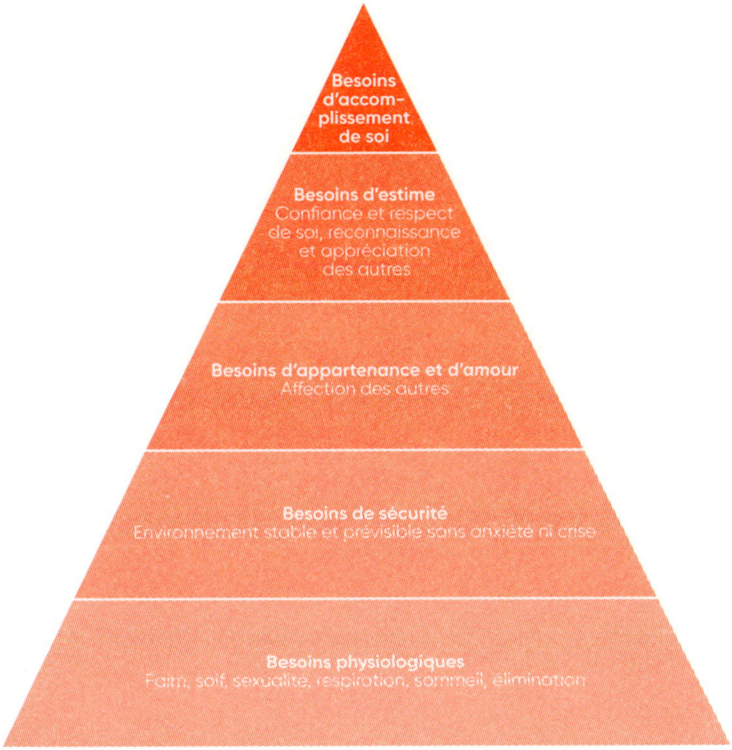

Pyramide des besoins selon Abraham Maslow

C'est seulement une fois ce besoin comblé que l'on pourra monter la marche suivante et consacrer son énergie à chercher l'amour, l'appartenance à un groupe, puis l'estime de ses proches, et enfin l'accomplissement.

Je vois la démarche d'arrêter le foodfighting comme l'accomplissement de soi, donc tout en haut de la pyramide.

Si l'on est bloqué par un problème dans un autre étage de la pyramide – par exemple : besoin d'amour non assouvi, car en conflit avec son conjoint –, il sera difficile d'observer ses pensées, de cultiver un état d'esprit positif… parce que toute notre énergie mentale sera accaparée par la satisfaction du besoin en question, par exemple résoudre le conflit.

Voici d'autres exemples :

- un souci au travail, un problème de santé ou d'argent, un déménagement : pour moi, on est vraiment en bas de la pyramide. De manière plus pragmatique, je me place en bas de la pyramide quand je suis affamée ou après une mauvaise nuit de sommeil. Impossible d'observer mes pensées dans ces cas-là !
- des relations conflictuelles au travail ou une présentation importante au travail : on pourrait être dans l'étage « estime de nos pairs », etc.

« J'ai une bonne sensation depuis hier matin par rapport à la nourriture, comme si tout se mettait enfin en place. Un cercle vertueux. Je me sens bien. »

10 septembre 2019

« J'ai bouillonné contre lui toute la journée, et j'ai pas mal mangé le midi, je ne me suis peut-être pas beaucoup écoutée. »

11 septembre 2019

« Je ne sais pas trop quoi penser d'hier, alors je vais partir du principe que c'est du passé. »

12 septembre 2019

Bien sûr, il est possible d'observer ses pensées même lorsqu'on se situe à d'autres étages de la pyramide. Mais si vous traversez des difficultés, surtout à court terme, je vous conseillerais d'attendre une période plus propice à l'introspection.

Pour ma part, à la moindre contrariété, j'oubliais d'observer mes pensées. Je pense notamment à l'un de mes chefs, qui était très émotif et me transmettait énormément de stress, de colère, de négatif. Il m'était quasiment impossible d'observer mes sensations ensuite. Il en était de même lorsque je rentrais tardivement du travail, lorsque la canicule frappait Grenoble ou encore quand j'ai vécu une période un peu compliquée du point de vue du travail : j'ai mis la démarche entre parenthèses pendant un mois.

Le cycle féminin

Il m'est arrivé de me dire : « Allez, je me remets à l'observation de mes pensées ! », de me préparer un carnet, de l'annoncer à mon conjoint, de les observer avec beaucoup d'attention pendant deux jours…

Puis d'avoir mes règles et de passer ma journée vissée au canapé avec une bouillotte sur le ventre – et ça, c'était dans le meilleur des cas, le pire étant de devoir aller au travail dans cet état.

Il m'était impossible, ces jours-là, d'accorder une quelconque attention à mes pensées. Au contraire, j'avais l'impression que mon cerveau était vide. Habité uniquement par une envie irrépressible de manger, car cela ferait diversion par rapport aux autres douleurs que je ressentais.

Ce qui ne marchait pas, bien entendu. Mais je m'écoutais. Encore aujourd'hui, mes journées « premier jour de règles » ressemblent à celle-ci. Et ce n'est pas grave. Je prends mon temps, je mange ce que mon cerveau me réclame, je me repose. Le lendemain, la situation revient à la normale.

Apprivoiser les circonstances

Ce sujet est arrivé beaucoup plus tard que les autres.

Dans le modèle, quand je parle de circonstance, ce peut être quelque chose d'évident : je passe devant une boulangerie, je suis au restaurant… Forcément, cela va déclencher des pensées en rapport avec la nourriture.

En revanche, dans certains cas, c'est beaucoup moins évident : par exemple quand, chez moi, j'ai une envie irrépressible d'un aliment ou d'un plat qui ne s'y trouve pas. J'ai eu beaucoup de mal à mettre le doigt sur la circonstance dans ces cas-là.

Voici ce que j'ai observé :

- Les circonstances que je qualifierais d'émotionnelles se manifestent chez moi par une envie vague. Par exemple, de gras, de sucré. Ces circonstances émotionnelles peuvent être un stress, une déception ou une frustration. Je les ressentais typiquement au travail. Cela ne veut pas dire que l'envie de nourriture va suivre instantanément la circonstance.
- Les circonstances que je qualifierais d'alimentaires se manifestent chez moi par une envie très précise. Ainsi, j'ai déjà passé un après-midi à avoir envie de riz, bien chaud et moelleux. Puis j'ai compris que le matin même, j'avais regardé une vidéo dans laquelle une personne parlait de riz. C'était ça, la circonstance qui m'avait donné cette envie !

Cela peut sembler bête, mais quand je vois toutes les pensées qui passent chaque jour dans mon esprit, il est normal que j'aie du mal à trouver la circonstance qui explique mon envie.

Le faire au quotidien peut être frustrant quand on a beau chercher et qu'il est impossible de mettre le doigt sur cette fichue circonstance.

C'est une habitude qui se cultive. Comme l'observation des pensées, elle sera de plus en plus simple. Certains jours, cela ne fonctionnera pas, mais ce n'est pas grave ! N'oubliez pas que même après des années d'entraînement, les basketteurs peuvent manquer un panier.

Cela me mène au chapitre suivant, mais avant, j'ai un dernier exercice pour vous.

Vous avez décidé de changer une habitude. BRAVO !

Et si vous vous récompensiez avec un cadeau qui, à chaque fois que vous le verrez, vous rappellera ce changement d'habitude ? Et si c'était un cadeau qui ferait partie de votre quotidien ?

Pour ma part, j'ai choisi de me faire percer les oreilles.

Je ne l'avais plus fait depuis mon enfance. Durant mon adolescence, j'avais toujours refusé de le faire. Par peur que l'on me trouve jolie ? Je ne sais pas, mais le faire dans le cadre de ma démarche m'a fait un bien fou. Pendant plusieurs mois, j'ai pensé, chaque matin, en mettant de jolies boucles d'oreilles, que j'avais déjà accompli quelque chose d'extraordinaire.

Laisser faire le temps

Je vous entends d'ici : « En quoi ça va m'aider ? La visualisation et le nom de ma peur ne vont pas résoudre le problème » et vous avez raison. Il manque un troisième facteur : le temps.

Comprendre les crises de foodfighting

L'un de mes déclics les plus importants a eu lieu environ un an après ma découverte de l'alimentation consciente : voici ce que j'ai écrit ce jour-là dans mon journal suite à une crise de foodfighting et avoir cherché pourquoi j'avais fait ce que je qualifiais d'« erreur » : « Il n'y a rien à pardonner. Ce n'était pas une erreur. Je ne me sentais pas bien. »

Cela a été l'un de mes plus profonds déclics. J'avais toujours vu la crise de foodfighting comme un « craquage », un « écart ». En fait, non, c'est une émotion négative qui est là, quelque part. Je ne me sens pas bien. C'est pour cela que je cherche à résoudre le problème avec la nourriture. J'ai mis des mois à comprendre cette idée.

Se défaire de la culpabilité

Je vous propose donc un exercice : au prochain événement de foodfighting, observez-vous en train de manger (ou en plein brouhaha mental). À la fin, prenez votre carnet et notez ce que vous ressentez. Avez-vous l'impression d'avoir « craqué » ? Que vous devez vous « ressaisir » ? Dans ce cas, je vous invite à écrire plusieurs fois : « Il n'y a rien à pardonner. Ce n'était pas une erreur. Je ne me sentais pas bien. (Suivi, si nécessaire, de pensées que vous avez choisies page 107). » Vous pouvez aussi répéter ces phrases à voix haute. Jusqu'à ce que vous vous sentiez mieux. Ou encore, écrivez-les en gros sur une feuille et affichez-les quelque part chez vous, largement visibles. Il est très important que vous vous en souveniez !

La patience

Vous ne résoudrez pas le foodfighting d'un claquement de doigts. Comme mon parcours peut le montrer, c'est une démarche longue, avec des hauts et des bas. Certaines périodes sont plus propices au changement que d'autres.

La seule chose que je vous conseille, c'est d'être patient. Je n'ai rien fait de spécial pour provoquer ce fameux déclic, ou en tout cas rien d'autre que de méditer, d'observer mes émotions et de me visualiser libérée du foodfighting.

Si j'ai réussi, vous aussi pouvez le faire. Peu importe la raison qui vous a projeté dans le foodfighting la première fois, peu importe l'émotion, le besoin, votre passé. Ce qui compte, c'est que vous vous y mettiez maintenant. Puis, ce sera chaque fois que vous construisez le chemin.

Il vous arrivera encore d'avoir des crises de foodfighting, ce qui n'est pas grave. Ce n'est pas un échec ni une rechute.

N'abandonnez pas. Plus vous essayez, plus elles se feront rares.

Quelques mois après avoir commencé ma démarche et découvert le modèle de Brooke Castillo, alors que je faisais totalement autre chose, j'ai eu une révélation. Cela m'a frappée alors que j'étais dans un restaurant et que j'avais terminé mon assiette. Voici ce que j'ai écrit sur le moment :

« J'améliore ma compréhension chaque jour. Je suis fière, battante. Je change ma façon de m'alimenter alors que c'est difficile pour moi. Il y a tant d'émotions qui me guident vers la nourriture, même si j'en ignore certaines. J'apprends à les observer, les reconnaître. Je jongle entre le véganisme, mes habitudes et le foodfighting. Peut-être que je me voile la face sur certains problèmes. Mais la nourriture est mon amie. Je ne suis plus en lutte. Petit à petit, je reconnais mes émotions :

- Les déceptions, les imprévus. De moins en moins fréquemment, je me dis : « Allez on s'en fiche. » Non je ne m'en moque pas. Je veux bien me nourrir, chaque jour. Être en bonne santé et me sentir belle chaque jour.
- Le mal de ventre et l'impression d'avoir trop mangé qui me font culpabiliser alors que le repas est bon et

qu'il n'y a aucun problème. J'ai le droit de manger ces repas. Je m'aime, je me respecte.

- La peur de la difficulté, du changement.
- L'envie, le plaisir. Parfois c'est inutile. Souvent. Toujours.
- L'ennui.

Je m'aime. La nourriture émotionnelle fait partie de ma vie, j'ai du mal à l'abandonner car j'aurais l'impression de perdre mon identité. Mais je vais le faire. Petit à petit. J'ai déjà eu des déclics, des mécanismes différents. Ils seront de plus en plus nombreux et à la fin je ne ferai plus de nourriture émotionnelle. Parce que je sais que je vais le faire. »

Une période de béatitude totale a suivi ce jour-là. Puis, après un week-end entre amis, puis un autre, puis un manque de temps… Je me retrouvais prise dans le cercle « je prends soin de moi / je me néglige ». Quelques mois plus tard, j'écrivais dans mon journal que j'avais « rechuté », que j'étais « repartie de zéro ».

Bien sûr, c'était faux ! Le chemin que j'avais commencé à tracer était toujours là. Il ne suffisait que d'un repas en conscience pour me remettre à l'entretenir. Finalement, en pleine nuit, lors de vacances au Japon particulièrement frustrantes du point de vue alimentaire (je suis végétarienne et il est difficile d'y trouver de la nourriture végétarienne), j'ai eu à nouveau une prise de conscience et j'ai noté ceci :

« Le constat est triste : je me trouve énorme et il me reste une semaine à tenir. Je vais devoir être bienveillante envers moi-même, me nourrir quand j'aurai faim, ne pas me considérer comme une poubelle ou me négliger. Il me sera difficile de faire du sport. Et la reprise s'annonce difficile avec un retour à 2 heures du matin la veille.

Comprendre ses émotions : c'est là que se trouve ma faiblesse. Mon cerveau me pousse constamment vers la nourriture. C'est encore pire maintenant que je trouve que cela a gâché une partie de mon voyage. [...]

Demain, je vais essayer de m'y remettre avec toute la bienveillance possible. Je dois m'aimer. C'est de l'entraide. Je vais y arriver, car j'ai déjà vaincu la nourriture émotionnelle et je peux le refaire ! »

Deux semaines plus tard, c'était oublié. Je partais pour une alimentation encore plus consciente, pour une réflexion plus profonde qui m'a poussée à vouloir lancer mon podcast. Un jour, en pleine nuit, tous les morceaux du puzzle se sont mis en place.

« Je cherche la réponse à mon problème avec la nourriture, mais je l'ai déjà eue. Il n'y en a pas d'autre. **Accepter mon corps, mon histoire, la nourriture : c'est ça, la réponse**. C'est ce qui me donnera cette paix que je cherche dans la nourriture. J'ai déjà parcouru tant de chemin, mon problème est quasiment réglé. J'ai déjà appris beaucoup sur moi et gagné en bienveillance et en amour pour moi. Je suis magnifique, déterminée, rayonnante, imparfaite, et je m'aime pour cela, pour cette imperfection. Pour ma patience et ma gentillesse envers moi-même. Pour être moi, Ingrid, 15 ans de soucis avec la nourriture et 3 ans d'amour. »

Il s'ensuivit une longue période d'alimentation plus consciente et même une perte de poids… et puis certains jours, le travail, les émotions fortes, le stress ont pris le dessus. J'ai connu plusieurs crises de foodfighting.

J'ai même eu une période de plusieurs mois, particulièrement intense, pendant laquelle j'ai tout laissé tomber. Je créais mon entreprise à côté de mon travail et travaillais 24 heures/24. J'y reviendrai plus tard dans ce livre car cette période m'a également beaucoup appris. Mais le plus important, c'est qu'elle a eu une fin. Un jour, j'ai décidé que j'en avais assez, et j'ai recommencé à observer mes émotions. Avec patience, bienveillance et accompagnée de mon fidèle carnet.

C'est comme faire du vélo : on n'oublie pas ce que l'on a appris.

Comprendre sa culpabilité

J'ai traversé de très nombreuses crises de foodfighting pendant ma démarche, qui se sont accompagnées d'une forte culpabilité. Petit à petit, j'ai fini par trouver des astuces pour diminuer ce sentiment de culpabilité (en plus de l'exercice du chapitre précédent). Mais s'il revient de temps à autre, laissez le temps faire son œuvre !

Se voir comme un ami

Tout d'abord, je suis tombée un jour sur un site conseillant de me voir non pas comme moi, mais comme une amie. Imaginez : votre amie est au régime et vous appelle en pleurant parce qu'elle a mangé au restaurant et fait des excès. Est-ce que vous allez lui crier dessus, la gifler, l'accabler de reproches, ou plutôt la réconforter et la valoriser ?

Faire la paix avec soi, c'est aussi se voir comme son ami. Se réconforter quand on ne se sent pas bien, ne pas voir chaque écart comme une erreur, un échec. Se féliciter des progrès que l'on a faits. C'est le début de l'acceptation de soi, de la confiance en soi.

Imaginez que c'est votre meilleur ami

La prochaine fois que vous culpabiliserez sur un écart, un moment d'alimentation non consciente… au lieu de vous flageller, essayez d'imaginer que ce n'est pas vous qui l'avez fait, mais votre meilleur ami.

- Que lui diriez-vous ?
- Comment agiriez-vous pour qu'il aille mieux ? L'emmèneriez-vous dans un endroit particulier ?
- Notez tout cela sur votre carnet, et ressortez-le à chaque fois que vous vous sentirez coupable. Et, dans la mesure du possible, faites ce que vous avez écrit. Cela peut être avec un proche, ou seul, mais essayez de faire pour vous-même ce que vous réserveriez à votre meilleur ami.

J'ai eu beaucoup de mal avec cet exercice. Je n'étais peut-être pas prête à ce moment-là. Et puis, j'ai commencé à mettre en place de petits rituels pour prendre soin de moi, des moments partagés.

Encore aujourd'hui, j'applique ces petits rituels très régulièrement, voire tout le temps pour certains. Comme pour m'envoyer le message : « Je suis là et je prends soin de toi. » En voici quelques-uns :

- Prendre un bain et lire un bon livre.
- M'enrouler dans un plaid lorsque je regarde la télévision.
- Me préparer un thé en fin de repas même quand je n'en ai pas envie.
- M'acheter régulièrement un nouveau thé.

- Me faire un soin pour les cheveux, me masser le corps.
- Me réserver une chambre d'hôtel pour passer une nuit avec moi-même.

Éviter les regrets

La culpabilité se manifeste par des regrets. Si vous n'aviez pas de mémoire, vous n'auriez aucun problème, puisque le passé serait aussitôt oublié. C'est pourquoi, comme on l'a vu au début de cette partie, je conseille au maximum de s'ancrer dans le moment présent pour oublier la journée d'hier, en pratiquant la méditation. Méditer au quotidien, c'est aussi se souvenir d'être conscient à chaque moment, y compris lorsqu'il s'agit d'observer ses sensations de faim.

Cela dit, parfois, ce n'est pas le cas. « L'égarement » est encore trop récent et même sans mémoire, on remarquerait les sensations dans notre corps : lourdeur, sensation d'avoir trop mangé, douleur, etc.

Dans ce cas, je recommande de prendre un carnet et de noter comment on se sent. Rien que cela peut suffire à accepter cette sensation. Prenez le prétexte de ces sensations dérangeantes pour observer votre corps, être encore plus conscient.

Il m'est arrivé de nombreuses fois de me sentir ballonnée même si j'avais mangé en conscience. Difficile de ne pas me sentir coupable ! La culpabilité devenait concrète, s'ancrait dans mon corps. J'ai mis beaucoup de temps à accepter que cela fit partie du chemin. Que je n'avais pas fait « d'écart », « d'échec » ou de « rechute », mais que j'avais simplement trébuché sur le chemin, avant de m'y remettre aussitôt. Que je devais surtout être fière de moi pour tout le chemin parcouru.

Faire taire la voix

Peut-être que vous avez une voix intérieure qui vous dit : « Pourquoi manges-tu ça ? Tu es déjà assez gros comme ça ! Va faire du sport plutôt que de manger du chocolat. »

Peut-être que ce n'est pas toujours le cas. Pour moi, par exemple, cette voix s'est atténuée au fil des années. Mais elle était quand même présente derrière mes moments de foodfighting et de brouhaha mental.

Je vous conseille de lui donner un nom. Pour la suite, je l'appellerai Cunégonde.

Imaginez que Cunégonde est votre grand-tante insupportable qui critique tout. À ce moment-là, j'imagine que vous lui diriez (ou auriez envie de lui dire) l'une des phrases suivantes :

- Tais-toi.
- Qui es-tu pour me juger ?
- Je fais ce que je veux.
- Garde tes idées pour toi, je m'en fiche.
- C'est MON poids, mon corps, ma bouche.
- Ton avis ne m'intéresse pas.

Si vous essayiez de dire tout cela à Cunégonde ? Vous pouvez le faire à voix haute ou par écrit. Les deux exercices sont très différents. Si vous êtes plutôt visuel, vous pouvez vous visualiser en pleine bagarre contre cette voix.

J'ai lu cet exercice dans *Les Femmes, la nourriture et Dieu* de Geneen Roth[12].

J'avais choisi de passer la pause déjeuner dehors, j'avais emporté mon repas et le livre. Je n'ai pas retrouvé le carnet correspondant à ce jour-là, mais je crois que je débutais tout juste ma découverte de l'alimentation consciente.

Lorsque j'ai lu le passage, après manger, je me suis dit sans conviction que j'allais essayer. J'ai commencé à parler à la voix à demi-mot, en murmurant. « Tu m'énerves », ai-je dit. Puis : « Connasse. » Puis c'est allé vite, d'autres insultes ont jailli, je me suis mise à crier et à insulter la voix de tous les noms.

Cunégonde n'avait pas le droit de me dénigrer ainsi depuis des années. De dire que je n'avais pas de volonté, que j'étais un cas désespéré, que personne ne voudrait jamais de moi. De m'entraîner sans cesse dans cette spirale infernale de haine envers moi-même. De me pousser la tête dans les profondeurs à chaque fois que

12. Éditions J'ai lu, 2012.

je faisais quelque chose pour me sentir mieux. De me détruire, de me punir parce que je ne méritais que cela.

Elle n'avait pas le droit. J'étais belle, courageuse, une personne digne d'être aimée, une femme inspirante, aventurière, drôle, ambitieuse et elle n'avait pas le droit de me traîner dans la boue.

Je me suis arrêtée et j'ai senti que quelque chose s'était libéré en moi.

Ensuite, des larmes ont coulé et j'étais devenue une nouvelle personne.

Quand j'ai raconté cela à des amis, ils m'ont dit que c'était un peu violent, quand même. Voici ce que je leur ai répondu : « C'EST violent. C'est cette voix qui est violente. Elle n'a pas le droit de critiquer. Imaginez qu'un inconnu qui passe dans la rue, mal habillé et impoli, vous dise exactement la même chose. Comment réagiriez-vous ? En l'ignorant, bien sûr, vous avez mieux à faire que d'écouter des inconnus stupides. Mais s'il s'approchait et vous attaquait ? Vous ne riposteriez pas ? » Faites pareil avec cette voix. Ne la laissez pas vous décourager ni vous dénigrer !

Le jour où j'ai compris que j'étais libérée

J'ai compris que j'étais libérée du foodfighting un matin où il faisait un temps affreux, froid et pluvieux, que j'avais mal dormi, mal à la tête, etc. J'ai compris qu'habituellement je serais allée m'acheter un croissant et un café. Pas par faim, mais pour me réconforter grâce à leur goût, leur odeur, le petit rituel d'aller à la boulangerie, etc.

Mais en fait, je n'avais pas faim. J'avais juste envie de me mettre au chaud et prendre un médicament contre le mal de tête. En d'autres termes, la nourriture n'était plus un réconfort pour moi. J'étais capable de me réconforter moi-même.

Bien sûr, il m'arrive parfois encore de céder aux croissants de la boulangerie ou de manger quand j'ai l'impression que le monde s'effondre autour de moi. Mais je me souviens de ce jour où j'ai spontanément employé un autre modèle que celui que j'avais appliqué toute ma vie.

Partie 3

Accepter son corps

« De *foodfighter* à *selflover* »

J'aimerais que vous preniez un petit moment pour réfléchir aux chapitres précédents et observer ce que vous avez déjà accompli. Réfléchissez à ce que vous avez déjà fait :

Si vous avez réussi à observer vos pensées, changer certaines choses.

Parmi les exercices proposés, lesquels avez-vous bien réussis ?

Lesquels avez-vous moins réussis ?

Au sujet de ces derniers, comment auriez-vous pu faire autrement ?

À nouveau, la démarche est longue. Pour moi, cela a pris des mois, voire des années. Il est donc important que vous gardiez en tête ceci : **ce que vous avez fait, c'est déjà très bien**.

Poursuivons avec la dernière partie. Nous allons maintenant découvrir comment faire la paix avec son corps pour se débarrasser définitivement du foodfighting.

Arrêter les règles diététiques et les régimes

Pourquoi les régimes et les croyances alimentaires causent le foodfighting

Les régimes ne marchent pas sur le long terme[13]. Il en est de même pour les croyances liées à l'alimentation – ne pas manger trop gras, éviter les aliments « qui font grossir », ne pas trop manger le soir, ne pas manger de gluten/d'aliments frits/etc. – que je regrouperai sous « croyances diététiques » pour la suite. Dans un article des docteurs Apfeldorfer et Zermati[14], on apprend que les régimes, les prescriptions diététiques ou encore les conseils d'hygiène alimentaire en vue de perdre du poids, sont accusés d'entraîner ou d'aggraver différents troubles du comportement alimentaire.

La restriction cognitive est décrite dans l'article comme « s'imposer des limites rigides quant aux repas : les aliments et les quantités sont déterminés par des règles strictes, des croyances ». C'est typiquement ce que l'on fait quand on compte les calories, quand on essaie de « ne pas craquer » sur un aliment qui nous fait envie mais qui est trop gras, sucré ou calorique.

En d'autres termes, les régimes et les croyances diététiques nous placent dans un état de frustration permanente.

J'aime beaucoup l'exemple qui est donné dans l'article, qui relate l'expérience de Herman et Mack où des patients ont d'abord reçu des milk-shakes, puis de la crème glacée en guise de repas. Les personnes qui n'étaient pas en restriction cognitive ont bu les milk-shakes, puis mangé seulement un peu de glace car elles étaient rassasiées. Celles qui étaient en restriction cognitive, au contraire, ont mangé beaucoup de glace après leur milk-shake, malgré leur rassasiement : puisqu'elles avaient « désobéi à une règle alimentaire, à un interdit », ce qui avait entraîné une perte de contrôle et donc une crise de foodfighting. Elles n'étaient pas capables d'écouter leur sensation de rassasiement. J'imagine que vous connaissez ce phénomène, c'est le fameux « foutu pour foutu » : puisque j'ai pris des chips, autant m'empiffrer pendant l'apéro. Puisque je prends une pizza, autant prendre une bière.

Ces croyances, au lieu de nous aider à maigrir, nous font donc manger plus que nécessaire. Elles renforcent le foodfighting. Dans mon cas, elles m'ont pourri la vie.

Les « croyances diététiques » et moi

Dès que j'ai été victime de remarques sur mon poids de la part de mes camarades d'école primaire, j'ai commencé à percevoir certains aliments différemment. Je pense avoir été sujette à la restriction cognitive et au foodfighting depuis mon adolescence.

Ma première tentative de régime date de la quatrième. Ensuite, cela a été le cercle infernal « régime/crise effrénée » pendant des années.

Même pendant les périodes où je me donnais un peu de liberté, des croyances étaient ancrées en moi : « Les féculents font grossir, le petit déjeuner est le repas le plus important de la journée, le repas du soir doit être léger, prendre un goûter fait grossir, etc. »

Et je pratiquais allègrement le « foutu pour foutu » : à partir du moment où j'avais transgressé la limite ou mangé un aliment contraire aux croyances, je perdais complètement le contrôle. Au restaurant, je prenais généralement un plat énorme puis un dessert. Je n'avais plus faim du tout, mais c'était l'occasion ou jamais d'en profiter.

Pourtant, la seule fois où j'avais perdu du poids avant cette démarche a été ma dernière année de prépa scientifique où, puisque je redoublais et m'en sortais bien avec les cours, prenais le temps de faire du sport et m'épanouissais dans mes études, je mangeais normalement et m'éclatais à la piscine le samedi après-midi. Cette année merveilleuse s'est terminée abruptement : pendant les vacances, une amie m'a parlé du poids qu'elle avait perdu en appliquant le régime Dukan et je n'ai pas résisté à la tentation de vivre la même transformation qu'elle.

L'année qui a suivi a été un calvaire, entre restriction et crises. Je me suis calmée quelque temps plus tard, quand j'ai commencé à travailler, à trouver ma place et à prendre confiance en moi. La tentation de suivre « les croyances diététiques » était alors moins forte à mesure que je m'affirmais et prenais confiance en moi, mais elles étaient toujours ancrées en moi.

C'est la démarche que je raconte dans ce livre qui m'a dissuadée de les écouter.

Arrêter les régimes

Dans la deuxième partie de ce livre, j'explique que nos actions (par exemple manger quand on n'a pas faim) sont causées par nos émotions. Les pensées négatives, comme : « Je suis nul, je n'arriverai jamais à rien, je n'ai aucune volonté, je suis gros » vont nous pousser à suivre des règles diététiques ou un régime, qui va causer la restriction cognitive.

Voilà pourquoi je recommande d'appliquer d'abord la partie 2 du livre avant d'attaquer cette partie. Pour ma part, j'ai découvert le concept de restriction cognitive après plusieurs mois à observer mes pensées. J'ai alors compris que si je voulais être en paix avec la nourriture, il serait nécessaire que j'arrête les régimes, purement et simplement.

À ce moment-là, je n'étais pas au régime. Écouter mes envies alimentaires ne m'a pas posé de problème, au contraire, je ressentais beaucoup de joie à l'idée d'écouter mon corps et le nourrir de ce qui lui faisait envie.

En revanche, le concept d'arrêter les régimes à jamais m'a perturbée.

Je caressais encore le rêve de retrouver le corps de mes 20 ans alors que j'approchais de la trentaine. Je savais que tout commençait par accepter le corps que j'avais, ici et maintenant. Mais est-ce que cela signifiait que j'allais rester dans ce corps-là toute ma vie, même si je commençais à l'apprivoiser ?

Bien sûr que non. Aujourd'hui, j'en suis certaine, car depuis que je pratique la démarche décrite dans cette partie, j'ai même perdu du poids. Mais à cette période, je n'en avais aucune certitude. J'ai alors choisi de me faire confiance et j'ai commencé **le long travail d'acceptation de mon corps**. La démarche a été longue : après presque trente ans à le détester, je n'allais pas l'adorer du jour au lendemain. Mais petit à petit, nous avons fait la paix, et c'est ce que je vous propose dans cette partie.

Comment arrêter les règles diététiques et les régimes

Nous avons vu, dans le chapitre précédent, que les régimes et les règles diététiques entraînaient, ou en tout cas renforçaient, le foodfighting et que j'avais eu du mal à les arrêter complètement car cela signifiait accepter mon corps.

Cela dit, je n'avais pas trop de difficultés à écouter mes envies alimentaires. Si c'est votre cas, il vous faudra commencer par là.

Si le chapitre « Écouter ses envies » vous a paru effrayant, si ne pas suivre un régime ou des règles diététiques vous semble inconcevable… vous devrez alors utiliser cette méthode et lâcher prise progressivement.

Prendre le temps

Je sais, je l'ai dit mille fois. Mais c'est très important. Encore aujourd'hui, trois ans après avoir entendu pour la première fois le terme « nourriture émotionnelle », rien n'est parfait et il m'arrive de me perdre sur le chemin. Je ne vous parle pas de la semaine de mes règles où je mets tout au placard pour quelques jours !

Nous avons vu qu'instaurer une nouvelle habitude pouvait prendre plusieurs mois. Vous vivrez des périodes plus faciles que d'autres, des « moments d'égarement » où vous oublierez un peu l'alimentation consciente et l'observation de vos émotions. C'est totalement normal !

C'est une démarche beaucoup trop importante pour être faite à la légère et dans la précipitation. Prenez le temps. Appliquez les exercices. Observez ceux qui fonctionnent et ceux qui ne fonctionnent pas.

Dressez des bilans comme celui qui figure au début de cette partie. Parlez-en à vos proches et observez vos progrès.

Relisez la partie 2 du livre. Partez vous promener. Mettez ce livre de côté, puis relisez-le dans quelques mois. La démarche est longue, mais elle en vaut la peine.

Construire le chemin

N'oubliez pas l'exemple du chemin qui se construit. Chaque repas en conscience est un pas de plus vers la fin des régimes. Chaque fois où vous mangerez ce qui vous fait envie avec plaisir, chaque fois où vous vous trouverez beau, vous pourrez vous distribuer des bons points ou vous récompenser pour cela : vous avez avancé sur le chemin !

Visualisez vos progrès

Prenez une feuille et écrivez : « J'ai mangé en conscience. » Mettez une croix à chaque fois que cela arrive, jusqu'à ce que la feuille soit remplie.

Arrêter les régimes

Si, à l'heure où vous lisez ce livre, vous n'êtes pas au régime, vous pouvez décider d'arrêter les régimes pour toujours (ou de ne jamais en commencer).

Nous venons de voir qu'ils ne fonctionnaient pas. J'ai mangé rigoureusement ce que je voulais pendant un mois, j'ai pris 4 kg. En faisant la paix avec la nourriture, j'en ai perdu.

Au début, je mangeais des croissants, des petits déjeuners, des gâteaux, etc. Forcément, puisque je m'en étais privée plusieurs années. Aujourd'hui, je suis revenue à une alimentation plus classique : des salades, des petits plats, des pizzas, etc. Peu importe, puisque je sais m'écouter. Commencez par ignorer tous les conseils qui créent du brouhaha mental, les « il faut manger léger le soir », « pas de fruit en fin de repas », etc.

Le feu de joie

Si vous le souhaitez, vous pouvez écrire toutes les règles diététiques que vous suivez depuis des années et qui entraînent la restriction cognitive. Puis, déchirez la feuille en mille morceaux, ou encore mieux, brûlez-la (faites attention quand même). Écrivez ce que vous avez ressenti.

Si cela n'a pas fonctionné pour vous, refaites l'expérience. Vous avez tout votre temps.

Accepter l'inconnu

Ressentir les émotions négatives

J'ai été sujette au foodfighting une bonne partie de ma vie. Je n'avais jamais vraiment ressenti les émotions négatives, je les avais toujours enfouies, ignorées, tues. Si vous êtes dans le même cas que moi, la démarche ne va pas être facile. Ressentir les émotions négatives, s'autoriser à le faire, nécessite un travail en soi qui pourrait être l'objet d'un livre complet.

Que va-t-il se passer si des émotions négatives arrivent ? Personnellement, je suis sûre que cette incertitude m'a parfois confortée dans le foodfighting, car je restais en terrain connu.

L'inconnu, c'était observer mes émotions, chercher leur source, mais aussi les ressentir. La tristesse, la colère, la déception. Moi qui étais plutôt gentille, je me suis métamorphosée, notamment aux yeux de mes collègues de travail ! J'ai découvert ma part de colère – ce qui n'a pas manqué de surprendre mes proches. Je me souviens d'une amie qui disait : « Ingrid, énervée ? Mais non, c'est impossible ! » J'ai pleuré, beaucoup pleuré. Mais je ne reviendrais en arrière pour rien au monde.

Tout d'abord, parce que les émotions sont passagères. J'en avais une peur bleue, mais même le chagrin lié à l'annulation de mon mariage s'est estompé le lendemain. Bien sûr, il y a plus grave.

Ensuite, parce que les ressentir, c'est avancer dans la démarche ! N'ayez pas peur. Cela vient petit à petit. Notez vos émotions dans un carnet, parlez-en à vos proches, achetez-vous un punching-ball ou consultez un psychologue si elles deviennent vraiment difficiles à gérer. Mais soyez fier de les ressentir. Vous êtes en train de vous libérer du foodfighting !

2012 et 2020

Pour vous montrer l'effet que ce travail a eu sur moi, je vais vous emmener en 2012, bien avant que je ne découvre le modèle de Brooke Castillo. Cette année a été difficile et marquée par des expériences traumatisantes : je subissais un sexisme quotidien au sein de mon école d'ingénieur, où j'ai subi deux agressions sexuelles.

J'ai également perdu une tante que j'aimais beaucoup, qui est décédée cette année-là. J'étais alors au point culminant de mes troubles du comportement alimentaire. Je n'ai rien ressenti lors de ces événements, je n'ai pas même versé une larme. J'ai tout enfoui, ignoré, rangé sous le tapis. La nourriture m'a servi à maquiller la réalité. Quand je mangeais sans faim, mon cerveau se vidait et la douleur disparaissait.

Aujourd'hui, j'ai du mal à me souvenir de cette période. Je me souviens d'une chose cependant : dans le cas du décès de ma tante, la douleur était trop forte pour être enfouie ainsi. Elle a ressurgi quelques semaines après, au cinéma. Le choc, le chagrin, la honte de n'avoir pas versé une larme, m'ont frappée d'un coup et les larmes ont jailli, intarissables. C'était la première fois que je pleurais depuis mon adolescence. La seule fois où je n'avais pas pu cacher mes émotions négatives.

En 2020, je devais me marier. Notre mariage a été annulé à cause de la pandémie de covid-19 : d'abord décalé, puis tout bonnement annulé quand nous avons compris que notre projet était incompatible avec la situation sanitaire. Lorsque nous avons choisi d'annuler le mariage, après de longs mois d'indécision, le chagrin a déferlé en moi. Je réalisais que mon rêve de petite fille – et d'adulte – d'un mariage joyeux, drôle et empli de musique n'aurait pas lieu avant plusieurs années alors que je m'étais tant réjouie. La tristesse est passée par chaque pore de ma peau. Les images que je m'étais créées. La joie, la robe, la musique. J'ai pleuré toute la soirée comme si je n'avais jamais pleuré de ma vie. Mon conjoint me regardait, éberlué. Bien sûr qu'il y avait plus malheureux que moi. Mais j'avais le droit de pleurer, d'être triste. Le lendemain, je me sentais très calme, et ai eu une alimentation normale. J'avais accepté.

Le jour où j'ai eu besoin d'une aide extérieure

En 2020, j'ai connu une période chargée : je venais de lancer mon entreprise à côté de mon travail et me suis mise à travailler 7 jours sur 7 et tous les soirs.

Je dormais mal, j'étais en stress constant, à fleur de peau... et j'avais sans cesse envie de nourritures grasses et sucrées. J'étais obsédée par mon entreprise, l'argent, les tâches qui me restaient à faire... et y pensais en permanence. Néanmoins, je n'étais pas vraiment sujette au foodfighting. Je me « lâchais la grappe » concernant la nourriture et misais énormément sur le fait de m'accorder un bain chaque semaine pour me détendre. Cela ne fonctionnait pas toujours et je me souviens du jour où le ballon d'eau chaude était vide : j'en ai pleuré ! J'avais visiblement remplacé le réconfort de la nourriture par celui de ce bain hebdomadaire.

Un jour, j'ai reçu un e-mail de ma mutuelle, m'indiquant que je pouvais appeler une psychologue sans frais – l'appel était pris en charge par la mutuelle. J'ai eu l'impression de voir une lueur d'espoir à la fin d'un long tunnel. Je n'étais pas seule. Quelqu'un allait m'aider.

Je n'avais jamais fait appel à un psychologue et j'ai eu l'impression de ne faire que discuter lors de notre échange, et pourtant j'en suis sortie sereine, grandie, valorisée. La psychologue m'a écoutée, m'a encouragée, félicitée pour les progrès que j'avais faits en rapport à la nourriture, par le fait que j'avais accompli un si long chemin, toute seule. Je me suis noté les paroles de la psychologue et les ai relues à chaque coup dur pendant cette période. Elles me faisaient l'effet d'un câlin.

Je n'ai pas hésité à refaire appel à elle quelques mois plus tard quand la situation devenait trop dure à gérer pour moi. J'ai compris que je pouvais demander de l'aide. Quand je voulais, quelle que soit la raison. Je n'avais pas à traverser cette période seule. Je n'avais pas à traverser quoi que ce soit toute seule.

Vous aussi, vous pouvez demander de l'aide quand les émotions deviennent trop difficiles à gérer !

« Qu'est-ce que je fais maintenant ? »

J'aimerais vous raconter le deuxième week-end que j'ai passé seule lors de ma démarche. J'étais très contente, j'avais écouté mes sensations à chaque repas et le reste du temps je m'étais amusée, je m'étais promenée. Le samedi, j'avais l'impression que le monde était à mes pieds. J'ai fièrement mangé un burger en conscience, la tête bien droite, seule à ma table au restaurant. Puis je suis allée acheter un joli tee-shirt que j'avais vu dans une boutique qui me plaisait beaucoup. Bref, c'était génial. Le soir, je me suis visualisée en train d'enseigner tout ce que j'avais appris pendant ma démarche à une foule de personnes. Je nous voyais tous en cercle à crier sur la voix qui nous oppresse. Je me sentais libre comme l'air.

Le lendemain matin, après m'être promenée un petit peu, je suis allée boire un café. J'ai fait une belle méditation qui m'a beaucoup touchée[15]. Et puis, je me rappelle

15. Méditation de Cédric Michel sur la paix intérieure : https://www.YouTube.com/watch?v=oMZeHZ7KgBA

avoir ressenti un moment à la fois étrange, effrayant et excitant. Une question m'était apparue :

« Qu'est-ce que je fais maintenant ? »

Maintenant que mon brouhaha mental n'existait plus et que je n'allais plus penser 24 h sur 24 à la nourriture, qu'allait-il se passer ? À quoi allais-je penser ? Tant de temps et de liberté en plus !

Cela peut avoir l'air bête, dit comme ça, mais c'était incroyable. J'ai eu l'impression de grandir, physiquement, comme Alice au Pays des Merveilles. Que j'allais me jeter dans un précipice et en ressortir grandie, comme Gandalf. La fin du brouhaha mental. Bien sûr, cela ne veut pas dire que je n'ai plus jamais mangé sans faim par la suite. Mais je me suis souvenue d'une énergie infinie. J'allais avoir des heures devant moi pour aller mieux, prendre soin de moi, réaliser mes rêves, mes objectifs.

Je vous assure que ce sentiment est incroyable. Vous le vivrez, c'est sûr, si vous suivez cette démarche. Je vous le promets.

Le week-end seul

Créez la solitude

Quand vous serez prêt, passez un week-end seul. Le déclic ne viendra pas forcément à ce moment-là, mais c'est sûr que vous devez être seul pendant un certain temps pour le réaliser. Par « pendant un certain temps », j'entends « plus qu'une journée » parce que c'est ce qu'il me faut pour ressentir la solitude. Cela variera selon chacun !

Bien sûr, la solitude n'est pas facile pour tout le monde. Si l'idée d'un week-end seul vous semble trop oppressante ou que vous avez une peur bleue de perdre le contrôle de votre alimentation à ce moment-là, ne le faites pas. Mais s'il y a une moindre chance que vous en soyez capable, essayez. Essayez de passer un simple week-end avec vous-même, à profiter de la vie, observer le monde qui vous entoure, réfléchir à vos rêves, à vos objectifs, prendre soin de vous, prendre du temps pour vous.

Je l'ai fait une première fois au tout début de ma démarche, et quel plaisir de me demander régulièrement ce que je souhaitais faire, de me mettre en priorité. Je m'étais promenée dans Lyon, j'étais allée à la piscine, j'avais couru, dansé… comme si j'avais organisé le week-end idéal pour ma meilleure amie, sauf que ma meilleure amie, c'était moi. Cette expérience a changé ma vie.

J'espère de tout cœur que vous pourrez connaître cette expérience, même pour une seule journée. J'ai éprouvé un sentiment de liberté absolue, un amour infini pour moi-même, une envie d'abattre des montagnes et de libérer toutes les femmes sur Terre de la restriction cognitive pour qu'elles connaissent cet amour !

Oui, tout ça en un week-end. J'ai renouvelé cette expérience environ un an après celui-ci. J'en ai profité pour prendre un bain, lire, commander un repas qui me faisait envie et le savourer en pleine conscience. Voici ce que j'ai écrit dans mon carnet pendant ce deuxième week-end : « Ce jour-là, c'était la Saint-Valentin et j'avais pris rendez-vous avec mon corps. Je l'ai chouchouté tout l'après-midi : bain chaud, gommage, masque pour les cheveux, détente. Au début, la frustration. Le bain est bouillant ! Mon eBook ne s'est pas téléchargé ! Et petit à petit, geste après geste, le silence s'installe. Pas celui de l'abrutissement, de la crise de foodfighting. Un silence heureux comme on peut en avoir avec son âme sœur, quand on n'a même plus besoin de parler. Un silence amoureux.

Mon ventre ressemble aujourd'hui à un coussin, et, il y a quelques années, j'aurais détourné le regard de la glace. Pas aujourd'hui. Aujourd'hui, je suis là, avec lui. Ma peau est douce, je me regarde dans la glace et je vois une jeune femme heureuse, fière, épanouie et belle. À force de l'écrire tous les jours, j'ai fini par le croire. Je bois une gorgée d'eau et réfléchis à aller me promener dehors. Il y a quelques mois, j'aurais sauté sur l'occasion pour courir. C'est vrai que j'aime ça, mais j'ai envie de douceur. Un sourire béat étire mes lèvres, comme si je venais d'entrer dans un spa.

Et je regarde le ciel bleu, dans mon doux silence. Un mot me vient en tête : *hygge*[16]. Voilà ce que je veux pour toi, petit corps. La douceur de vivre après tant d'années de haine. Comme si tu avais trimé durant de longues années et prenais enfin ta retraite au soleil. Je t'aime. Merci d'être là. »

Ce « silence » est à comparer avec le brouhaha mental dont je parle au début de ce livre. Je ne l'éprouve pas au quotidien, mais ce n'est plus la nourriture qui habite toutes mes pensées. À l'aide du modèle de Brooke Castillo, des exercices de la partie 2 et de l'effet du temps (deux ans environ entre le début de ma démarche et ce week-end précis), j'ai fini par changer ma façon de penser.

Observer son corps

Accepter son corps commence par le fait de l'observer. Ici, je vais vous proposer plusieurs pistes pour apprivoiser votre corps. Si cela vous effraie, prenez votre temps. D'ailleurs, j'ai procrastiné ce chapitre jusqu'à la dernière minute ! J'ai progressé sur ce chemin, mais la route est encore longue pour moi. Cela dit, je peux déjà vous proposer quelques exercices pour vous aider à accepter votre corps.

Revoir vos standards

Choisissez cinq personnes de votre entourage, du même sexe que vous et que vous trouvez belles. Essayez ensuite de les décrire, d'expliquer pourquoi.

Visitez le compte Instagram de Cheyenne Gil (@cheyennegil) et sélectionnez également cinq personnes que vous trouvez belles. Essayez de décrire ce que vous trouvez beau.

Alors, qu'avez-vous noté ? Est-ce forcément la taille 36, la peau blanche et les cheveux blonds ? Qu'est-ce que vous, vous trouvez beau ?

Faire connaissance

Voir ce que les autres voient

Portez vos vêtements préférés et observez-vous devant un miroir en essayant de vous décrire de manière objective. Qu'est-ce que vous aimez ? Qu'est-ce que vous trouvez beau ?

Vous pouvez noter ce que vous ressentez dans un carnet ou parler à voix haute.

Demandez à vos proches ce qu'ils aiment chez vous. Vous pourriez être surpris des réponses ! Si elles ne vous plaisent pas, ajoutez vos réponses. Puis dressez la liste des compliments que vous avez reçus. À quoi se réfèrent-ils ? À votre physique, votre personne en général ?

Moi, je vous en fais un : **vous êtes une personne incroyable**. Lire un livre comme celui-ci doit sûrement vous secouer, remettre en question des croyances profondément enfouies. Arrêter les régimes et accepter son corps sont à contre-courant de tout ce que l'on vous a dit, toute votre vie. Et pourtant, vous êtes toujours là. Je suis sûre qu'un potentiel infini de bienveillance et de confiance sommeille en vous et n'aspire qu'à éclore.

J'ai relu ma liste de compliments régulièrement pendant deux ans. Pour ancrer les pensées que je voulais choisir, pour me sentir mieux, lors d'un coup dur notamment.

Cette liste a fait office de doudou et a parfois remplacé l'amour que je n'arrivais pas à me donner sur le moment.

Je compte sur vous pour essayer.

Je suis magnifique

Choisissez un compliment dédié à votre corps, comme : « Je suis magnifique. » Ou, si c'est vraiment difficile pour vous : « Mes yeux (ou une autre partie de votre corps) sont magnifiques. » Répétez-le plusieurs fois par jour. Si cela vous semble prétentieux, narcissique, n'oubliez pas que quand on s'apprécie, on ne va pas le crier sur les toits. Ceux qui le font sont ceux qui ont besoin de le prouver.

Accepter et aimer son corps

Changer de vêtements

Je vous recommande sincèrement de faire le tri dans votre garde-robe et de ne garder que les vêtements dans lesquels vous vous sentez bien. Personnellement, j'ai observé que, dès que je portais des vêtements un peu trop petits, le foodfighting était de retour. Forcément, je culpabilisais d'avoir grossi… ce qui suffisait à le déclencher. Vous méritez de porter des vêtements qui vous plaisent et dans lesquels vous vous sentez rayonnant, pas boudiné, ni étriqué ou emprisonné.

Dirigez-vous vers votre placard, choisissez un vêtement trop petit pour vous et mettez-le dans un sac-poubelle. Puis faites pareil si vous avez des vêtements « pour quand je ferai X kg de moins ». Renouvelez l'exercice plusieurs fois si nécessaire, puis fermez le sac-poubelle et allez le déposer dans une borne à vêtements. Vous vous sentirez bien mieux sans eux.

Je n'ai jamais ressenti de difficultés à faire le tri dans ma garde-robe. Mais si cela vous est difficile, voici une idée : pendant ma démarche, j'ai commandé une « box » de vêtements sur Internet, sélectionnés par une styliste selon ma morphologie. Quel plaisir de me glisser dans des vêtements neufs, beaux, colorés, qui m'allaient comme un gant ! Je me suis surprise à me regarder dans le miroir et à me trouver différente. Épanouie.

Si vous avez du mal à faire du tri dans vos vêtements, commencez peut-être par cet exercice et donnez autant de vêtements que vous en aurez achetés.

Danser avec soi

Pendant mon premier week-end seule, j'ai soudain ressenti le besoin de danser. Je danse très peu, pourtant j'adore écouter de la musique entraînante... mais là, il y avait urgence. J'ai diffusé ma *playlist* préférée et j'ai dansé, face à mon miroir.

Puis une idée un peu folle m'est venue : je me suis dit que j'allais enlever mes vêtements petit à petit, et continuer de danser. Plus je dansais, plus je me trouvais jolie. J'ai fini par enlever tous mes vêtements, même si c'était de plus en plus difficile de me regarder dans le miroir. Je me suis donné tout le temps nécessaire, mais j'ai réussi à aller au bout.

Je suis encore émue quand je repense à ce moment avec mon corps. Je l'ai écouté suivre le rythme, j'ai bougé, je l'ai regardé, je l'ai aimé. Je me suis sentie plus puissante que jamais.

Je refais cet exercice de temps en temps. Certains jours, je ne parviens pas à enlever tous mes vêtements. D'autres, j'y arrive, et me sens rayonnante pour le reste de la journée.

Dansez

Essayez de le faire aussi. D'abord habillé et peut-être sans miroir. Puis face au miroir. Puis avec des vêtements plus légers, s'il vous est difficile de les enlever.

Notez dans votre carnet comment vous vous êtes senti, ce que vous avez vu dans le miroir.

S'autoriser à se chouchouter et à se trouver beau

Je vais vous raconter une expérience que je n'avais pas prévue, qui est arrivée vers la fin de ma démarche. Ses effets ont été incroyables dans le chemin d'acceptation de mon corps et je pense qu'il s'agirait d'un très bon exercice, quand vous vous sentirez prêt. Sinon, je vous propose de petits exercices pour y arriver progressivement.

Un jour, je suis tombée sur le compte Instagram d'une photographe spécialisée dans la révélation de la beauté des femmes[17]. J'ai tout de suite adhéré à son message et adoré ses magnifiques clichés de femmes qui ne correspondaient pas toujours à l'idéal de beauté des magazines.

J'ai choisi de faire une séance photo avec elle pour célébrer l'avancement de ma démarche. J'avais envie de voir de belles photographies de moi, comme celles qu'elle publiait. De me voir différemment, loin des complexes que j'avais.

J'ai déjà été surprise lors de notre premier appel : elle m'a demandé comment je souhaitais me sentir durant la séance, à quelle part de moi je souhaitais me connecter.

J'ai eu du mal à répondre. Autant il m'était très facile de dire ce que je savais faire, autant dire qui j'étais vraiment m'a donné du fil à retordre.

> Et vous, sauriez-vous répondre à cette question ? Prenez votre carnet et notez cinq choses à propos de vous, qui vous définissent.
>
> Si l'exercice vous semble difficile, gardez-le pour un moment où vous serez plus inspiré ! Il n'est pas toujours facile de se décrire.

Petit à petit et grâce à la bienveillance de la photographe, j'ai apporté les réponses : « Artiste, inspirante, proche de la nature, libre, moi. »

Avant le départ, la photographe m'avait proposé de montrer les tenues que j'allais porter. Elle m'avait notamment demandé si je souhaitais des photos en lingerie, et j'ai accepté. N'ayant pas de belle lingerie, j'étais allée en acheter en magasin, chose que je ne faisais jamais. Mon cerveau commençait déjà à voir cela comme une perte de temps, à réfléchir à ce que j'allais faire après, à considérer que tout était hors de prix. Et je me suis soudain dit : « Je prends ce temps pour me faire plaisir. »

Avez-vous déjà acheté de la belle lingerie dans laquelle vous vous sentez bien ? Ce peut déjà être un très bon exercice si vous le faites rarement et ne vous sentez pas prêt pour le reste. Prenez le temps de comparer, d'observer comment on se sent dans différentes tenues.

Rien que le fait d'acheter de la lingerie a déjà été une très belle expérience pour moi. J'ai pris tout mon temps, discuté avec la vendeuse, choisi un modèle dans lequel je me sentais bien – et pas le moins cher comme à mon habitude. Je me sentais merveilleusement bien après.

Le jour J, j'ai voyagé jusqu'à Poitiers dans le bonheur le plus total. J'allais passer deux jours rien que pour moi ! La séance débutait par une mise en beauté avec une coiffeuse et maquilleuse. C'était une sensation à la fois étrange et agréable ! Pourtant, à chaque fois que l'on avait proposé de me maquiller avant ce jour-là, j'avais toujours grimacé, refusé. Ce n'était pas pour moi de me faire pomponner.

Le maquillage était léger, mais me mettait tant en valeur que j'en fus émue une fois devant le miroir.

Si vous n'êtes pas prêt pour la séance photo, et si vous preniez rendez-vous chez le coiffeur, réserviez un soin chez l'esthéticienne ou encore un massage. Observez ce que vous ressentez à ce moment-là, au moment où quelqu'un d'autre prend soin de vous.

Pour moi, c'était tout nouveau et j'avais l'impression d'être une star dans sa loge et un peu déconnectée de la vraie Ingrid, aussi. Une fois que je me suis vue dans le miroir, c'était mieux, car je me reconnaissais !

Poser en me faisant guider était aussi très étrange. Montrer mon corps sous différentes coutures, en faire mon allié dans cette séance photo, lui, que j'avais tant détesté et caché.

Le jour où j'ai vu les photographies finales, j'ai pleuré. J'ai vu une femme forte, inspirante, belle, rayonnante, naturelle. Pas Ingrid et sa montagne de complexes. Pourtant, mon poids était plus élevé qu'à l'habitude. Ce n'est pas ce que je vois quand je les regarde.

Si vous êtes prêt pour cet exercice, alors foncez. Toutes ces expériences mises bout à bout ont marqué un tournant pour moi. Mon corps était digne d'être chouchouté, bien habillé, mis en valeur. Je méritais d'être chouchoutée. J'ai montré ces photographies à mon conjoint et certaines à mes proches, si fière, si heureuse. J'ai encore le cœur qui bat quand je repense à ce jour particulier.

Vivre au moment présent

Est-ce que vous aussi, vous vous empêchez de faire certaines choses parce que vous n'avez pas le poids qu'il faut, pour ma part, j'évitais de porter certaines tenues, d'apparaître sur les photographies, de me maquiller. À force de les garder pour « quand j'aurai atteint le poids idéal », je ne les faisais jamais.

Je vais vous proposer un exercice que j'ai vu pour la première fois dans un défi sur l'état d'esprit vis-à-vis de l'argent. J'avais établi la liste de ce que j'achèterais « si j'étais riche ». Sur la liste, il y avait un coaching avec une personne inspirante. Choisir ce coaching m'a permis de me sentir puissante, comblée... riche, finalement ! J'y ai repensé pendant ma démarche et je me suis demandé ce que je ferais « si j'étais plus mince ».

Prenez votre carnet et écrivez :

« Quand j'aurai perdu __ kg, je... »

Observez bien toutes les choses que vous auriez envie de faire dans cette hypothèse. Choisissez-en une et faites-la dès aujourd'hui. Eh oui ! La seule chose qui vous empêche d'atteindre cet état d'esprit, ce sont vos pensées et vos émotions. Si vous passez directement à l'action, vous court-circuitez les émotions négatives !

Pour ma part, la réponse a été immédiate : du sport régulièrement, acheter de nouveaux vêtements et continuer de pratiquer le yoga et la méditation.

Je fais encore ces différentes actions aujourd'hui. Elles m'aident à me sentir bien, à me sentir belle, à me rappeler chaque jour cette démarche et l'immense chemin que j'ai parcouru.

Ce ne sont bien sûr que des exercices. Certains fonctionneront, d'autres non, d'autres pas tout de suite. Expérimentez ! Comme pour le reste de la démarche, celle-ci s'effectue petit pas par petit pas.

Accepter les difficultés

Identifier ses phases

Les phases de « rechute »

La démarche que je propose prend du temps. Je vous recommande de travailler sur une thématique, voire un chapitre à la fois pour ne pas être découragé. Chaque petit pas, chaque étape renforçant le nouveau chemin que vous avez choisi, sera une victoire que vous pourrez célébrer !

Il est déjà sûr et certain que vous connaîtrez différentes phases : des phases d'euphorie, de déclics… et des phases de stagnation, de frustration, voire de « rechutes ».

Ces dernières peuvent découler de changements professionnels ou personnels. En effet, mettre en place une nouvelle habitude – créer le « chemin » – est un équilibre fragile ! Un nouveau travail, un déménagement, une période plus intense au travail, un événement stressant… et notre équilibre s'en verra bouleversé.

Avant tout : c'est normal ! Et c'est OK ! Il est impossible d'être parfait tout le temps, en particulier en raison de cette démarche qui nécessite une certaine sérénité d'esprit et un peu de temps pour soi. Prenez tout le temps qu'il vous faudra. Soyez patient et bienveillant envers vous-même !

Je vous ai parlé de mon rendez-vous avec une psychologue. Elle m'a notamment dit : « C'est incroyable que vous ayez fait tout ça toute seule ! Vous n'avez jamais vu de psychologue ? » Entendre ce genre de propos m'a tout simplement scotchée ! Elle m'a félicitée sur tout le positif de ma démarche. C'est très important pour moi de vous dire que **même si vous n'êtes pas au même stade que moi aujourd'hui, il y a énormément de positif dans votre démarche**. À l'heure où des régimes vous promettent la Lune, vous êtes là, à lire un livre pour faire la paix avec la nourriture. Rien que ça, c'est déjà énorme !

Cette psychologue m'a surtout livré une phrase qui m'a marquée : « Il n'y a pas de retour en arrière. Il n'y a pas de rechute. » Une rechute, pour moi, c'est escalader une montagne et retomber en bas de la montagne. Quand on fait la paix avec la nourriture, on ne revient jamais en arrière. **Rien que lire ce livre va déclencher le processus, travailler dans votre inconscient.** Même s'il vous reste encore des tas de choses à faire, même si vous avez parfois l'impression de « rechuter » à une alimentation moins consciente, ce ne sera jamais un retour en arrière, mais plutôt le fait de reculer d'un barreau sur l'échelle, pour mieux avancer.

Les phases du cycle menstruel

Quand on est une personne pouvant avoir ses règles, un autre facteur vient s'ajouter à l'équation : le cycle menstruel.

Nos cycles peuvent être sans effet sur nos sensations de faim ou nos envies, mais bien souvent, c'est l'opposé : ils vont exacerber les envies de gras ou de sucré, notamment lors de la période dite du syndrome prémenstruel.

Si vous ne connaissez pas ce syndrome, il s'agit des quelques jours précédant les règles. Les symptômes varient mais on retrouve l'irritabilité, la fatigue, un gonflement du bas-ventre et des maux de tête.

Il semble donc déjà très compliqué de garder le cap au niveau de la nourriture émotionnelle compte tenu de ces symptômes, sans compter les envies de gras et de sucré qui peuvent l'accompagner pour de nombreuses personnes – dont je fais partie.

Pour ma part, je vivais très mal le syndrome et notamment le gonflement du bas-ventre, qui, associé à des envies de gras et de sucré permanentes me donnait l'impression d'avoir doublé de volume. Évidemment, ce n'était qu'une impression et quelques jours plus tard, je me sentais légère comme une plume. Aussi, je vous recommande d'être encore plus bienveillant et à l'écoute de vous-même lors de ces quelques jours. Si votre corps vous réclame du gras et du sucré, cédez. Lâchez prise.

De même, si vous vous sentez épuisée et incapable de faire des « efforts », de cuisiner sain… ce n'est pas grave ! Prenez soin de vous, reposez-vous.

Tout rentrera dans l'ordre au moment des règles.

Ne pas céder aux sirènes des régimes

Pendant ma démarche, j'ai été tentée de suivre un programme que je qualifierais aujourd'hui de régime. Évidemment, sur le moment, je ne l'ai pas perçu ainsi, mais ai plutôt vu l'aspect « détox de l'organisme ». Il ne m'a fallu que quelques jours pour replonger à pieds joints dans la restriction cognitive sans m'en rendre compte, et deux semaines plus tard j'étais terrassée par une crise de foodfighting comme j'en avais rarement vécu.

Sur le moment, j'ai bien sûr été très en colère contre moi-même. Pourquoi avais-je fait ça ? Je savais bien, pourtant, que les régimes causaient la restriction cognitive ! Cette colère a été renforcée par le fait que j'étais consciente de la crise dans laquelle j'étais plongée – auparavant, je vivais ces crises en mangeant sans penser à rien, « le cerveau vide ». Parfois, je ne me rendais même pas compte de ce que j'étais en train de faire. Mes pensées, mes sensations, le brouhaha mental étaient sur pause le temps de la crise, et revenaient une fois celle-ci terminée.

J'ai donc eu beaucoup de mal à me remettre à ma démarche. Non pas parce que je l'avais mise en pause pendant quelques jours, mais à cause de la colère et de la frustration qui ont suivi ! D'ailleurs, elles se sont accompagnées d'un sentiment d'illégitimité en raison duquel j'étais incapable d'enregistrer un épisode de podcast sur cette période.

Ce n'est qu'un mois plus tard que j'ai compris que mes difficultés étaient dues à la culpabilité ! J'avais une fois de plus cédé aux sirènes d'un régime, et je m'en voulais.

Or, c'est OK. Ce n'est pas grave si j'ai cédé. Tout est rentré dans l'ordre deux mois plus tard.

Évidemment, j'aurais préféré ne pas passer par cette phase de frustration/crise, mais ma conclusion est surtout que, comme les « craquages », comme les phases de « rechute », céder momentanément à l'appel des régimes ne marque pas le coup d'arrêt de la démarche. Au contraire, le faire m'a également aidée à progresser. Redoublez de bienveillance envers vous-même si cela vous arrive. Tout s'arrangera.

En parler à ses proches

Je voulais terminer cette partie avec l'un de mes déclics les plus forts. **Vous n'êtes pas seul dans la démarche**. N'hésitez pas à demander de l'aide – à un psychologue repéré sur le site du G.R.O.S. si besoin. Parlez-en à des proches de confiance – ou écrivez-moi, mon adresse e-mail figure sur mon site : ingridlemmer.fr. Vous n'êtes pas seul.

Pour clore cette partie sur une note positive, parler de la démarche, c'est aussi progresser.

Avez-vous déjà vu cette pyramide selon laquelle nous retenons :

- 10 % de ce que nous lisons.
- 20 % de ce que nous entendons.
- 70 % de ce que nous disons.
- 90 % de ce que nous mettons en pratique.

Ces statistiques sont très contestables – elles remonteraient à une étude menée sur des écoliers de l'institut NTL aux États-Unis dans les années 1960 – néanmoins, au-delà des chiffres, j'ai pu vérifier l'idée générale de la pyramide par moi-même plusieurs fois. Faire un exercice pratique aide souvent mieux à comprendre une leçon que l'on a simplement écoutée ou entendue. Et qui ne se souvient pas de ses exposés à l'école, où l'on devait transmettre à la classe certaines informations ?

Mettre en pratique la démarche est clairement le meilleur moyen pour faire la paix avec la nourriture… mais aussi pour la verbaliser. Transmettez ce que vous avez appris, avec vos mots. Quand vous serez prêt, parlez-en à vos proches ou sur Internet – le premier épisode de podcast que j'ai enregistré a été une révélation, j'ai pu constater tous les progrès que j'avais faits ! L'écriture de ce livre a également été riche en apprentissages. Raconter mon expérience en trouvant les mots justes a certainement accéléré les dernières étapes de la méthode.

Je suis convaincue que cela fonctionnera pour vous aussi. Transmettez vos doutes et vos apprentissages à des personnes de confiance – une fois que vous serez prêt. La transformation ne pourra que s'accélérer !

Accepter la réussite

Oui, parfaitement, accepter la réussite. Pour moi, il s'agit d'une étape à part entière, aussi importante en termes de travail à faire sur soi que l'acceptation des échecs.

On a l'habitude d'échouer. Surtout sur la thématique de la nourriture. On a moins l'habitude de progresser, de réussir. D'identifier les « petits échecs » – qui en réalité font partie de la démarche. De se féliciter, d'être fier de soi. D'autant plus, que, ici, la réussite ne se mesure pas en kilogrammes, mais en sérénité.

Alors, commençons par là : BRAVO. Vous avez lu ce livre. Rien que ça, c'est un succès énorme. Le premier pas est toujours le plus difficile. Et comme je vous l'ai dit, la première fois que j'ai entendu parler de nourriture émotionnelle, j'ai tout simplement fermé la vidéo, car c'était insupportable ! Vous, vous êtes toujours là !

Ensuite, j'ai quelques astuces pour vous aider à accepter d'avoir réussi, d'avoir changé.

Relire ses carnets

Relisez ce que vous écriviez dans vos carnets au début de la démarche – peut-être lors des repas, de l'observation de vos sensations. Rien que cela peut tout changer.

Quand je relis mes anciens carnets, je vois beaucoup de tâtonnements, de frustration, de pression, de culpabilité.

Aujourd'hui, je ressens toujours ces sentiments, mais ils ne sont pas liés à la nourriture ! Cela m'a fait un bien fou de le constater. Bien sûr, j'ai parfois des jours « sans » (le fameux syndrome prémenstruel), mais quel bonheur de constater le chemin parcouru depuis le début de ma démarche liée à la nourriture. Sans oublier les moments de déclic, ces moments phares qui m'ont aidée à progresser !

Établir la liste de ses progrès

Si vous n'avez pas spécialement tenu de carnet, je ne peux que vous encourager à lister tous les progrès que vous constaterez, aussi « petits » soient-ils. Rien que ne pas acheter de croissant compte comme une victoire !

Je parlais page 158, de ce fameux matin de novembre où j'ai compris que quelques mois auparavant, je serais allée acheter un croissant et un café pour me réconforter, mais que là, je n'en éprouvais pas le besoin. Cela peut sembler ridicule aux yeux d'une personne qui ne fait pas de foodfighting. Mais sur le moment, je l'ai vécu comme une fierté immense. Trouvez ces progrès-là, qui vous semblent mériter de déboucher le champagne. Parlez-en dans votre carnet, faites une photo, ou enregistrez-vous sur votre smartphone pour capturer votre joie ce jour-là. Si vous étiez un sportif, ce serait comme gagner LA grande compétition. Félicitez-vous, parlez-en à des proches et célébrez !

Observer notre évolution

Dans mon cas, l'évolution s'est accompagnée d'un effet auquel je n'étais pas préparée : moi qui masquais les émotions négatives (colère, peur, tristesse) par la nourriture, j'ai arrêté de le faire… et me les suis donc prises de plein fouet. J'ai ressenti la colère, la tristesse, la frustration. Je pleure beaucoup plus souvent aujourd'hui qu'à l'époque où je faisais du foodfighting. Ce n'est pas agréable. Cela fait parfois mal. Et pourtant jamais je ne reviendrais en arrière. J'affronte mes problèmes.

Cela peut être difficile à intégrer si vous êtes dans le même cas que moi. Mais… quelle réussite ! Instaurer votre nouvelle habitude, celle de ne pas faire de foodfighting, ce n'est pas que lorsque tout va bien, c'est pour le meilleur et pour le pire. Quand vous en êtes à tenir le coup malgré la tristesse, la frustration et la colère, c'est que vous avez accompli d'énormes progrès.

Et si, dans ces occasions-là, c'est trop dur de tenir le coup… on est patient et bienveillant envers soi-même. On a peut-être simplement besoin de plus de temps !

Accepter d'être toujours en plein apprentissage

J'en parlais dans le chapitre précédent : j'ai « cédé aux sirènes d'un régime » alors que je pensais en avoir quasiment fini avec la démarche. Et c'était le cas… mais il me restait cet apprentissage !

Changer notre rapport à la nourriture peut prendre des mois, des années si l'habitude était ancrée depuis des dizaines d'années. Cet état d'apprentissage est parfois décourageant. Rien que parvenir à le maintenir sur le long terme est une réussite. Alors félicitations, encore une fois. Je vous ai parlé d'une démarche très longue et vous êtes toujours là.

Bravo.

Conclusion

Voilà maintenant quatre ans que j'ai entendu parler de nourriture émotionnelle pour la première fois.

La démarche a été longue.

Les mots me manquent pour décrire à quel point changer ma relation à la nourriture a changé ma vie.

C'est mon identité entière qui a été transformée. Me retrouver seule face à mon assiette m'a entraînée à être seule face à moi-même. À observer qui j'étais, au fond, derrière mes différents rôles. Ce que je voulais vraiment. Ce que j'aspirais à être.

Aujourd'hui, je pense être en paix avec la nourriture, et pourtant je me répète chaque matin le mantra : « Je suis en paix. » Je pense que cette démarche se poursuit tout au long de la vie, car se connaître soi-même est un défi de toute une vie.

Encore aujourd'hui, certains jours, je n'ai envie de rien, je trouve mon corps nul ou j'ai une envie irrépressible de pizza. Comme je l'expliquais précédemment, même après des années de carrière, un basketteur peut encore manquer un panier.

Mais mon quotidien a changé. J'ai remplacé la nourriture par de l'amour pour moi, par mes proches, par un travail qui me plaît – car la démarche s'est accompagnée d'une reconversion ! J'ai remplacé la haine de mon corps par l'amour. Je me sens libre comme jamais, heureuse comme jamais.

Peut-être que ce livre a été dur à lire, a remué certains sujets enfouis. Mais, si vous en êtes là, c'est que vous êtes prêt à entamer ce nouveau chapitre de votre vie. Il est impossible de revenir en arrière quand on a commencé : chaque victoire compte. Quant aux moments d'égarement, ils comptent aussi. Ils font partie du chemin. Ne les rejetez pas, laissez-les passer pour avancer encore plus loin une fois qu'ils seront terminés.

Je suis de tout cœur avec vous et vous envoie tout l'amour et la sérénité que vous méritez pour vous lancer.

Remerciements

Je tiens à remercier l'équipe de Librinova pour l'organisation du concours de pitchs qui m'a permis de publier ce livre, en particulier Charlotte Allibert et son accompagnement. Un grand merci à Aline Sibony pour avoir cru en mon projet, et à Cyrielle Londero pour lui avoir donné vie. Enfin, merci à Marie Buttitta pour son soutien et son travail, à Safia Gourari, qui m'a donné le courage de me lancer, et aux auditeurs et auditrices du podcast Faim de Liberté pour leurs précieux retours et témoignages qui m'ont donné envie d'abattre des montagnes.